中国进展期乳腺癌共识指南 2020（CABC3）

Chinese Advanced Breast Cancer Consensus Guideline 2020（CABC3）

名誉主编：邵志敏　徐兵河

主　　编：李惠平　［美］霍普·鲁戈（Hope S. Rugo）
　　　　　宋尔卫

中国协和医科大学出版社

北京

图书在版编目（CIP）数据

中国进展期乳腺癌共识指南.2020：CABC3／李惠平，宋尔卫，（美）霍普·鲁戈主编.—北京：中国协和医科大学出版社，2020.12

ISBN 978-7-5679-1501-5

Ⅰ.①中… Ⅱ.①李… ②宋… ③霍… Ⅲ.①乳腺癌-诊疗-指南 Ⅳ.①R737.9-62

中国版本图书馆 CIP 数据核字（2020）第 259775 号

中国进展期乳腺癌共识指南 2020（CABC3）

主　　编：李惠平　［美］霍普·鲁戈（Hope S. Rugo）　宋尔卫
责任编辑：戴小欢

出版发行：**中国协和医科大学出版社**
　　　　　（北京市东城区东单三条 9 号　邮编 100730　电话 010-65260431）
网　　址：www.pumcp.com
经　　销：新华书店总店北京发行所
印　　刷：中煤（北京）印务有限公司

开　　本：710×1000　1/16
印　　张：5.25
字　　数：94 千字
版　　次：2020 年 12 月第 1 版
印　　次：2020 年 12 月第 1 次印刷
定　　价：99.00 元

ISBN 978-7-5679-1501-5

主 编 简 介

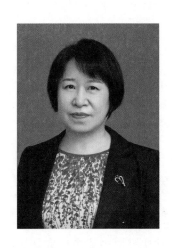

李惠平，北京大学肿瘤医院乳腺肿瘤内科主任，主任医师，教授，博士生导师，肿瘤学博士。

从医数十年，李惠平教授始终坚持在临床一线工作，在不同的阶段，分别从事内科学、肿瘤内科学和乳腺肿瘤内科学工作。她曾在美国得克萨斯大学 MD 安德森癌症中心学习 2 年。近 15 年来主要专注于乳腺肿瘤领域的临床、科研工作，为众多患者制订并精心实施治疗计划，使乳腺癌患者的治疗达到国际水平并引领进展期乳腺癌的规范治疗。同时作为牵头单位负责人组织多项国内临床研究并参与多项国际临床研究。培养研究生 22 名，她培养的学生被评为北京大学优秀毕业生，访问学者 5 名。

李惠平教授参与的基金项目如下：作为项目负责人获回国人员启动基金，国家自然科学基金两项，吴阶平医学基金两项，雅诗兰黛集团基金两项，参与国家"973"项目一项。以第一作者和责任作者发表论著 100 多篇，影响因子总和 111.30。参与编写国内众多乳腺癌诊疗指南，并作为牵头人组织编写了《中国进展期乳腺癌诊疗共识指南（2013）》与《中国进展期乳腺癌诊疗共识指南（2015）》。

李惠平教授是中国女医师协会乳腺疾病研究中心主任委员、中国女医师协会临床肿瘤学专业委员会副主任委员、中国抗癌协会乳腺癌专业委员会常委、中国临床肿瘤学会理事。获 2019 年中国女医师协会五洲女子科技奖临床医学科研创新奖。

主 编 简 介

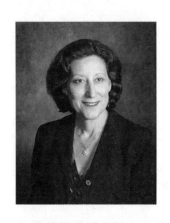

霍普·鲁戈（Hope S. Rugo），医学博士，教授，美国加利福尼亚大学旧金山分校血液学和肿瘤学系主任。

鲁戈教授任职于加利福尼亚大学旧金山分校海伦·狄勒（Helen Diller）家庭综合癌症中心，现为乳腺肿瘤学和临床试验教育系主任。她的主要研究包括进展期乳腺癌的新疗法、通过免疫调节改善化疗敏感性、循环细胞作为一种新型标志物进行治疗敏感性和耐药性评价、新辅助治疗和支持治疗。

鲁戈教授是加利福尼亚大学旧金山分校乳腺癌中心乳腺肿瘤项目成员之一，是美国多中心 ISPY2 试验研究者，也是许多临床试验的首席研究员。她是科曼承诺奖（Komen Promise Award）的三位获奖者之一。鲁戈教授是联盟乳腺核心委员会和乳腺癌转化性研究协会成员，也是加利福尼亚大学旧金山分校 NCCN 指南委员会代表，同时担任美国临床肿瘤学会（ASCO）委员。她发表了许多学术论文，并多次进行肿瘤领域的学术报告。

鲁戈教授以优异成绩毕业于塔夫斯大学，在宾夕法尼亚大学医学院获医学博士学位，并在加利福尼亚大学旧金山分校血液学和肿瘤学系完成住院医师及专科医师培训。此外，她在斯坦福大学完成了为期两年的免疫学博士后研究。她在 2010 年获得癌症医疗医师（Cancer Care Physician）年度奖。

主 编 简 介

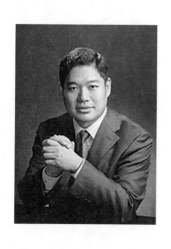

宋尔卫，中国科学院院士，中山大学乳腺外科教授、主任医师。现任中山大学中山医学院院长、中山大学孙逸仙纪念医院院长、广东省再生医学与健康广东省实验室副主任。他多年来坚持临床一线工作，并结合临床进行应用基础和转化研究，尤其对肿瘤微环境和免疫治疗开展了系统、深入的研究，取得了系列原创性学术成果，并提出肿瘤生态学说的理论。

他发现了微环境中多种具有促癌功能的免疫和间质细胞新亚型及其促癌机制，开拓了肿瘤免疫治疗的新方向；分离鉴定了重要促癌细胞因子的受体，揭示了微环境的免疫调控新通路；发现了长非编码 RNA（lncRNA）参与肿瘤微环境细胞信号传导的新功能，丰富了免疫微环境信号调控网络的机制。这些系统性的创新成果为靶向肿瘤微环境及针对实体肿瘤的免疫治疗提供了新思路与新策略，推动了该领域的发展，在国际上产生了重要影响。

他的研究成果在 SCI 期刊发表论著 146 篇，作为通信作者在 *Nature*（1 篇）、*Cell*（3 篇）、*Cancer Cell*（3 篇）、*Nature Immunology*、*Nature Cell Biology*、*Science*、*Translational Medicine* 等著名学术期刊发表论著 10 篇，并应邀为 *Nature Reviews Drug Discovery* 撰写关于肿瘤微环境的综述，其论文他引总数 10101 次。其中，23 篇论著（第一作者 4 篇和通信作者 12 篇）他引超过 100 次，通讯作者文章单篇他引达 1392 次。

他是中国科学院院士、长江学者特聘教授、美国中华医学基金会杰出教授、岭南名医、Fellow of Royal Society of Biology（英国）等。获国家杰出青年基金，先后主持国家重大科研项目 3 项及入选基金委创新群体等。担任 *Cell* 主办的"功能 RNA 主国际会议"共同主席，并多次受邀在国际重要学术会议上进行主题发言。他主编的专著《乳腺癌转化研究》和《长短 RNA 肿瘤生物学》等已由施普林格出版社（Springer）出版。他培养的学生被评为青年长江学者和优青等。

宋尔卫的研究成果两次入选全国高校十大科技进展，并以第一完成人获国家自然科学二等奖。此外，他还获得何梁何利科学与技术创新奖、臻溪生命学者奖、谈家桢生命科学创新奖以及全国创新争先奖等。

中国进展期乳腺癌共识指南 2020（CABC3）

Chinese Advanced Breast Cancer Consensus Guideline 2020（CABC3）

编委会

顾　问

孙　燕　　中国医学科学院肿瘤医院
沈镇宙　　复旦大学附属肿瘤医院
汪有蕃　　北京大学第三医院
张嘉庆　　北京大学人民医院

名誉主编 （以姓氏笔画为序）

邵志敏　　复旦大学附属肿瘤医院
徐兵河　　中国医学科学院肿瘤医院

主　编

李惠平　　北京大学肿瘤医院
［美］霍普·鲁戈（Hope S. Rugo）　美国加州大学旧金山分校
宋尔卫　　中山大学孙逸仙纪念医院

副 主 编 （以姓氏笔画为序）

王永胜　　山东省肿瘤医院
冯继锋　　江苏省肿瘤医院
任国胜　　重庆医科大学附属第一医院
刘　健　　福建省肿瘤医院
刘荫华　　北京大学第一医院
刘晓光　　北京积水潭医院
江泽飞　　中国人民解放军总医院第五医学中心

吴　炅　　复旦大学附属肿瘤医院
佟仲生　　天津市肿瘤医院
张　瑾　　天津市肿瘤医院
张清媛　　哈尔滨医科大学附属肿瘤医院
胡夕春　　复旦大学附属肿瘤医院
修典荣　　北京大学第三医院
耿翠芝　　河北医科大学第四医院
唐金海　　江苏省人民医院

编　　委 (以姓氏笔画为序)

［英］约翰·罗伯逊（John Robertson）　　英国诺丁汉大学
［法］让－伊夫·皮尔加（Jean-Yves Pierga）　　法国居里研
　　　　究所
［美］马西莫·克利斯托法尼利（Massimo Cristofanilli）　　美国
　　　　西北大学
［美］威廉·格拉迪沙（William J. Gradishar）　　美国西北大学
王　殊　　北京大学人民医院
王　涛　　中国人民解放军总医院第五医学中心
王晓稼　　浙江省肿瘤医院
王墨培　　北京大学第三医院
刘　强　　中山大学孙逸仙纪念医院
刘毅强　　北京大学肿瘤医院
闫　敏　　河南省肿瘤医院
孙　涛　　辽宁省肿瘤医院
苏士成　　中山大学孙逸仙纪念医院
苏乌云　　内蒙古医科大学附属医院
李　波　　北京医院
杨俊兰　　中国人民解放军总医院
肖　宇　　北京大学第三医院
余科达　　复旦大学附属肿瘤医院
邸立军　　北京大学肿瘤医院
沈　朋　　浙江大学医学院附属第一医院

宋国红　　北京大学肿瘤医院
张　颀　　中国医学科学院肿瘤医院
陈佳艺　　上海交通大学医学院附属瑞金医院
邵　彬　　北京大学肿瘤医院
赵红梅　　北京大学第三医院
姜晗昉　　北京大学肿瘤医院
袁　芄　　中国医学科学院肿瘤医院
铁　剑　　北京大学肿瘤医院
梁　旭　　北京大学肿瘤医院
程　晶　　华中科技大学同济医学院附属武汉协和医院
雷玉涛　　北京大学第三医院
廖　宁　　广东省人民医院
滕月娥　　中国医科大学附属第一医院

学术秘书

张如艳　　北京大学肿瘤医院
刘雅昕　　北京大学肿瘤医院
冉　然　　北京大学肿瘤医院
张嘉扬　　北京大学肿瘤医院
桂欣钰　　北京大学肿瘤医院
陈祎霏　　北京大学肿瘤医院
朱安婕　　北京大学肿瘤医院

内容简介

    本指南主要针对进展期乳腺癌的诊疗进行详细论述，包括对疾病的认识和治疗理念、多学科诊疗团队治疗进展期乳腺癌的基本原则、新药的临床应用效果和不良反应的管理、相关重要概念的定义、进展期乳腺癌患者的急症以及进展期乳腺癌的检查和评估频率。同时针对不同分子亚型的药物治疗进行了详尽阐述，并完善了特殊转移部位的肿瘤的治疗原则。尤其对临床中几个重点问题做了详细的描述：①鼓励患者参加临床研究。近年来更多针对分子靶点的新药进入临床，为患者提供了更多的治疗机会，临床研究亦可成为患者最佳的治疗选择。②激素受体阳性乳腺癌的内分泌治疗联合周期蛋白依赖性激酶（cyclin-dependent kinase，CDK）4/6 抑制剂治疗。③HER2 阳性乳腺癌靶向治疗的联合和序贯。④三阴性乳腺癌的治疗进展。⑤分子检测对于治疗进展期乳腺癌的意义。⑥欧美国家已经上市，但国内尚未批准乳腺癌适应证或国内尚未上市的新药的合理使用。⑦不良反应的管理。⑧鼓励患者参与治疗决策的制定。⑨开展患者教育活动的意义。同时本指南还添加了更多来自中国的数据，使其更适合中国的医生和患者。

序 一

乳腺癌是目前女性发病率最高的恶性肿瘤，尤其是转移性乳腺癌，无法根治，严重威胁广大女性的身心健康。近年来，随着乳腺癌诊断与治疗的不断发展，多种抗肿瘤靶向药物进入中国市场。我国民族企业在药物研发方面也取得了很大的进步，并相继有新药惊艳亮相，登上了世界舞台，这源于我们不断强大的国力，以及我们不断探索、不断攀登的肿瘤医学界同仁的努力。中国人口众多，地域广阔，不同地区的医疗资源并不均衡，医疗水平仍有差距，国际指南中很多推荐可能并不适用于中国国情。因此，需要有一部适合中国患者的专业的乳腺癌诊疗指南来规范和指导国内一线临床医生对乳腺癌的诊断和治疗工作。

李惠平教授作为中国女医师协会乳腺疾病中心的主任委员，在乳腺癌领域深耕多年，在转移性乳腺癌诊治方面拥有非常丰富的临床经验。自 2013 年起每年举办的复发转移乳腺癌学术年会吸引了越来越多的国内外乳腺癌领域的专家，针对国内转移性乳腺癌的治疗热点进行了深度讨论和交流，建立了中国复发转移性乳腺癌诊疗的共识指南。随着很多乳腺癌新药在国内问世以及新的研究结果的公布，此共识也在 2020 年随之进行更新并进一步完善。该共识指南按乳腺癌的不同分型、不同药物进行阐述，条理清晰，通俗易懂，可操作强，可供一线临床专业医师学习应用。相信本共识将积极推动全国乳腺癌诊疗的规范化，改善中国乳腺癌女性的生存。

中国工程院院士
中国女医师协会会长
2020 年 11 月 20 日

序 二

一年一度的复发转移乳腺癌管理和综合治疗进展学习班在美丽的京城召开。该学习班已进入第 7 个年头。秉承北京大学"博学之，审问之，慎思之，明辨之，笃行之"的科研态度，每一次会议在内容和形式上都有所创新。特别值得关注的是，本次会议修订和更新了《中国进展期乳腺癌共识指南 2020》(CABC3)，在内容上既体现前沿，又注重实用；在形式上既保留传统，又注重参与和互动。

乳腺癌是女性中发病率占第一位的肿瘤，而复发转移性乳腺癌是乳腺癌患者的主要死因，且仍是治疗难点。针对复发转移性乳腺癌开展综合临床治疗、转化研究、全程管理、多学科协作，提升每一位参会医生的临床技能，从而惠及中国广大乳腺癌患者，这具有重要的现实意义和战略意义。

在本次会议中，来自中国（包括内地、中国香港特别行政区及台湾省）、美国、英国、法国和新加坡的专家针对复发转移性乳腺癌的重要问题展开讨论，提出了许多宝贵意见。在此基础上，CABC3 结合中国国情，融合国际的治疗经验，真正做到了指南性文件的规范、融合、创新。

"不忘初心，传承经典，开创未来"，期许学术百家争鸣，盼望科研百花齐放！

中国工程院院士
北京大学医学部主任
2020 年 11 月

序 三

乳腺癌是女性中发病率第一的恶性肿瘤，且近年来呈逐年上升趋势，2015年我国女性新发肿瘤中，约17%为乳腺癌，新发乳腺癌达30万例，加强乳腺癌的防治意义重大。北京大学肿瘤医院作为北京市癌症防治研究所，设立乳腺癌防治中心和乳腺肿瘤内科，分别主导早期乳腺癌的防治和晚期乳腺癌的治疗。

转移性肿瘤不可治愈，需要长期持久的治疗，治疗过程中不断出现的耐药问题，以及高额的治疗费用，常导致晚期肿瘤患者无药可用，无钱可治。所以，临床医生非常鼓励晚期肿瘤患者加入临床研究以得到最合适的治疗。

北京大学肿瘤医院乳腺肿瘤内科致力于转移性乳腺癌的综合治疗，同时注重转化性研究及分子水平指导下的乳腺癌的精准治疗，并承担了大量的国际及国内多中心Ⅰ期到Ⅲ期的晚期乳腺癌的临床研究，包括很多乳腺癌新药的上市研究。乳腺肿瘤内科门诊量和住院病人数量常年位居我院前列，为大量的转移性乳腺癌患者提供了规范的治疗以及入组临床研究接受新药治疗的宝贵机会，同时推动了新药在我国的上市，惠及更广大的乳腺癌患者群体。

在这样扎实的临床工作基础之上，在国内及国际众多乳腺癌专家的积极参与下，编者撰写了《中国进展期乳腺癌共识指南2020》（CABC3），旨在为复发转移性乳腺癌在中国的诊疗提供指导及规范。指南经历了2个版本的更新，依据近年来最新的临床研究进展，结合最新的国情，在前两版基础上更新完成，必将更好地指导临床医生对晚期乳腺癌的诊疗。这件事持续做下去，将会惠及更多乳腺肿瘤患者。

北京大学肿瘤医院院长
中国抗癌协会副理事长
2020年11月

前　言

随着发病率的逐年攀升，乳腺癌越来越受到重视。从早期诊断技术到新药研发，进展期乳腺癌（advanced breast cancer，ABC）的研究也呈现蓬勃发展的态势。特别是，一系列新药的出现更让乳腺癌的治疗得到前所未有的进步。ABC 的治疗方法众多，其中既包括化疗、内分泌治疗、靶向治疗以及免疫治疗等全身治疗，也包括放疗、手术、射频消融、介入等局部治疗。这些治疗方法都可以获得一定的疗效，患者可以长期生存。

在治疗这些患者的过程中，我们有很多的感受，也面临很多问题，如乳腺癌为什么会复发，怎样才能减少复发或延缓复发，面对乳腺癌患者我们能告诉她们多少……又如患者可能会问，这个肿瘤是晚期吗？要化疗多长时间？还能治吗？还有多久的生存期？面对如此复杂的疾病，如何合理又得心应手地应用现有的众多治疗方法呢？在大量阅读和与很多专家讨论之后，我们觉得有必要在以往工作的基础上，把最近几次重要会议的内容编撰成册，力争用通俗易懂的语言传递给我们的读者，尤其是 ABC 患者。

2013 年 11 月和 2015 年，我们在《癌症进展》杂志发表了《首届中国进展期乳腺癌共识指南（CABC1）》和《中国进展期乳腺癌共识指南（CABC2）》。之后我们通过每年的中国进展期乳腺癌会议，与来自国内外的乳腺肿瘤专家对 ABC 的诊断和治疗进行了充分讨论，由北京大学肿瘤医院乳腺肿瘤内科医生负责整理成文。我们认为有必要进一步更新和完善现有的 CABC 指南。我们参考了已发表的《欧洲第 2 届进展期乳腺癌共识指南》（*ESO-ESMO 2nd international consensus guidelines for advanced breast cancer*，ABC2）、美国《乳腺癌 NCCN 指南》《中国抗癌协会乳腺癌诊治指南与规范（CACABC）》等，并参照近一年来发表的新的临床研究结果，通过 5 次专家讨论会，对 ABC 的热点问题进行了广泛且深入的讨论，最后修订成册。

本共识指南得到了北京大学、中国抗癌协会的支持，由中国女医师协会乳腺疾病研究中心（CWCOBC）组织出版。

在这里，我们还感谢在指南撰写和推广之初孙燕院士、前辈沈镇宙教授、汪有蕃教授及张嘉庆教授的参与和指导。感谢中国女医师协会会长乔杰院士、北京大学常务副校长詹启敏院士、柯杨教授和北京大学肿瘤医院院长季加孚教授和朱军书记的参与、支持和指导，感谢在撰写和发表过程中各个企业和同仁的支持，以及本指南在更新时与邹建军、王泉人、杨延莲、童友之、贾士东、张和胜、于顺江、周永春、钱江、刘海龙，李想、陆文渊、刘烨、石磊、周明霞、王尧、袁永越等的讨论，并感谢北京大学肿瘤医院乳腺肿瘤内科医师在资料整理过程中所做的工作。

同时，希望本书能得到乳腺癌领域工作者的关注，并不断更新。

北京大学肿瘤医院乳腺肿瘤内科主任、
主任医师、教授、博士生导师
中国女医师协会乳腺疾病研究中心　主任委员
2020 年 11 月

目　录

目前乳腺癌相关指南日益完善，本指南集合了乳腺癌领域知名专家多年学习和丰富的临床经验，在 2015 年出版的《中国进展期乳腺癌诊疗共识指南（CABC 2015）》的基础上，从 2016 年 5 月到 2020 年 7 月，由中国女医师协会乳腺疾病研究中心和北京大学肿瘤医院共同在北京召开的复发转移乳腺癌年度专题讨论会上形成和完善，是国内外专家的集体智慧结晶。

乳腺癌的发病率逐年升高，其治疗越来越受到医生的重视，在全国肿瘤登记地区每年新发乳腺癌病例 45.29/10 万，城市地区高于农村。在新发乳腺癌患者中，6%~7% 的患者初次诊断即为进展期乳腺癌，而最初诊断为早期乳腺癌的患者在接受辅助治疗后，其中 30% 的患者最终会出现复发转移，这就意味着在今后的几年内，我国进展期乳腺癌的比例也会增加，并会出现一个较大的群体。在乳腺癌的治疗领域，早期诊断技术和新药研发都出现了蓬勃发展的态势，尤其是一系列新药的出现，更使乳腺癌的治疗得到了前所未有的进步，即便是进展期乳腺癌包括的原发局部晚期乳腺癌（即诊断时不能 R_0 切除）、局部复发乳腺癌（locally advanced breast cancer，LABC）和转移性乳腺癌（metastatic breast cancer，MBC）仍然有很多方法可以治疗。目前进展期乳腺癌患者的中位生存时间为 3~5 年，但不同亚型和不同转移部位的结果完全不同。有文献报道并分析了 527 例晚期乳腺癌患者的临床资料，其中位生存时间为 55.5 个月，激素受体阳性患者的中位生存时间为 59.5 个月，人类表皮生长因子受体 2（human epidermal growth factor receptor 2，HER2）阳性和三阴性［雌激素受体（estrogen receptor，ER）阴性、孕激素受体（progesterone receptor，PR）阴性、HER2 阴性］乳腺癌患者的中位生存时间分别为 49.9 个月和 18.6 个月，而这一结果可能会因治疗方式的不同而改变。

近 5 年来，各种抗癌新药的研究方兴未艾，大大提高了乳腺癌的治疗效果。但由于进展期乳腺癌比较复杂，可以是单部位和单个病灶，也可以是多部位和多个病灶，因此治疗方法众多，既包括化疗、内分泌治疗、靶向治疗和免疫治疗等全身治疗，也包括放疗、手术、射频消融治疗及介入治疗等局部治疗。面对如此复杂的疾病，如何在已有的众多治疗方法中得心应手地选取合理、高效、准确的治疗方法是重中之重。

既往研究认为进展期乳腺癌不能治愈，但可以治疗。随着新药的不断涌现，尤其是针对不同分子靶点的靶向治疗药物，有望延长进展期乳腺癌患者的生存时间，甚至提高 5 年和 10 年的治愈率。因此，对于进展期乳腺癌的治疗，在延缓疾病进展、改善患者生活质量、延长患者生存时间的基础上，合理优选治疗方法很重要。进展期乳腺癌没有绝对的标准治疗方案，但也有规律可循。进展期乳腺癌的诊疗和管理相对复杂，需从多方面考虑，不仅需要考虑疾病层面，例如患者辅助治疗后的无病生存时间、既往治疗药物及其疗效、分子类型、肿瘤负荷以及是否有需要快速控制的疾病症状和体征；还需要考虑患者层面，例如患者的意愿、年龄、月经状态、是否有其他慢性病、经济状况、社会和家庭的支持以及患者的心理因素等。

1 进展期乳腺癌诊疗的一般原则

1.1 多学科专家团队

进展期乳腺癌的治疗团队需要整合内科、外科、放疗、影像、病理、心理、社会工作者、护士和姑息治疗专家等多学科的专业人员。肿瘤专科护士或医生助理也应加入这一团队。

1.2 鼓励患者参与治疗决策

在我国，多数患者不参与治疗决策过程，治疗决策多由患者家属参与并做出选择。由于进展期乳腺癌的治疗是一个长期的过程，患者的依从性可影响治疗效果，所以专家组建议患者应积极参与治疗方案的制订，并确保患者对治疗决策有充分的知情权。通常一旦被确诊为乳腺癌，患者需要大量的信息，包括如何治疗疾病、家庭的经济负担及对疾病的感受和承受能力。一方面，中国的大多数家庭选择对患者隐瞒病情，他们担心疾病对患者的打击，甚至希望医生开具一张隐瞒病情的诊断书，不告诉患者自身疾病的恶性程度；另一方面，如果患者没有医疗保险，其诊治费用主要由家属承担，患者不希望给家庭带来负担，从而选择不告诉家属自己的病情。这两种做法都是不恰当的。因此，专家组鼓励患者及其家属共同参与治疗决策，并且由患者起主导作用。在可能的情况下，应鼓励患者由支持他们的人（如家庭成员、护理人员、支持群体）陪伴，被邀请参与制定治疗决策。

1.3 进展期乳腺癌有望治愈

经全面评估和确诊为进展期乳腺癌后，相关人员应对治疗的目的进行讨论，并告知患者，进展期乳腺癌患者可以有较长的生存时间。应该使用易懂的语言进行谈话，尊重患者的隐私和文化差异，并尽可能地提供书面信息。

1.4 特殊治疗药物的选择策略

帕妥珠单抗、依维莫司、CDK4/6抑制剂、多腺苷二磷酸核糖聚合酶抑制剂 [poly（ADP-ribose）polymerase inhibitor，PARPi]、阿培利司（alpelisib）[一种磷脂酰肌醇-3-羟激酶（phosphatidylinositol 3-hydroxy kinase，PI3K）抑制剂]、西达本胺等都已经获得美国食品药品管理局（Food and Drug Administration，FDA）的批准，并已上市应用于乳腺癌的治疗，其中帕妥珠单抗、依维莫司、CDK4/6和TDM-1也在中国获批上市。PARPi在中国先被批准用于治疗卵巢癌，目前已被批准用于治疗乳腺癌易感基因（breast cancer susceptibility gene，BRCA）1/2突变的乳腺癌；西达本胺在中国被批准用于HER2阴性、绝经后、经内分泌治疗复发或进展的局部晚期或转移性乳腺癌患者；阿培利司在国外被批准用于乳腺癌，在中国并未获得批准，但仍是乳腺癌可选择的治疗药物，其在中国的应用需谨慎考虑。

1.5 治疗相关不良反应的管理

对治疗相关不良反应进行客观可靠的评价，是进展期乳腺癌患者生活质量管理的重要部分。每个患者对治疗不良反应的耐受性均存在差异。医生可使用标准的、经验证的工具或患者自我评价量表（patients reported outcomes，PRO）来评估药物的安全性，通常使用不良反应常用术语标准（Common Terminology Criteria for Adverse Events，CTC-AE）对不良反应的类型和严重程度进行评价（附录2，http：//outcomes. cancer. gov/tools/pro-ctcae. html），这样可以更准确地反映患者的治疗获益和治疗危害。同时，专家组推荐采用癌症治疗的功能评估（Functional Assessment of Cancer Therapy，FACT）量表评价乳腺癌患者的生活质量。医生还可通过建立公众号，定期推送药物相关不良反应的知识，并通过患者教育课堂传递相关知识。

1.6 生活质量

从诊断为进展期乳腺癌开始，患者应接受适当的心理疏导、支持护理和相关症状的干预。在日常工作中，医生必须施以个性化的干预方法，以满足患者的个体需要。

1.7 治疗成本和医疗资源配备

医学界应了解进展期乳腺癌治疗成本的问题，在平衡患者获益、生存时间和患者意愿等所有情况下做出决定。

1.8 鼓励患者加入临床研究

目前在进展期乳腺癌的治疗中，越来越多的新药可使患者获益，有些患者甚至可以长期生存。但是新药价格昂贵且在国内获批的时间较长，而新药临床试验可为患者提供另一个选择。如果患者有意愿参与，在经过患者知情并同意后，将患者纳入精心设计的、前瞻性、随机对照的临床试验也是一个优先选择的治疗方案。

1.9 患者教育的重要性

患者教育可以提高治疗依从性，可能会改善预后；同时可改善患者的生活质量，延长患者的生存时间。

1.10 提倡线上医疗

随着网络的广泛覆盖和人们对线上医疗的逐步认可，尤其受新型冠状病毒肺炎疫情的影响，线上医疗将成为患者获得治疗建议的重要方式，成为患者了解病情、治疗效果监测、不良反应管理、随访期康复等过程的便捷优化形式。

2　进展期乳腺癌相关的重要定义

乳腺癌的治疗在国内外并不统一，尤其是进展期乳腺癌，治疗方法及治疗科室均不统一。鉴于乳腺外科、乳腺内科、肿瘤内科或普外科均可治疗乳腺癌且该病治疗较为复杂，本文对进展期乳腺癌治疗相关的几个重要定义进行了阐述。明确重要定义不仅对临床研究具有指导意义，而且在临床实践中也将发挥重要作用，可协助医生尽量避免对耐药患者重复治疗，使患者从治疗中得到最大获益。

2.1 内脏危象

内脏危象的定义：不但有内脏转移，疾病进展迅速，而且还可通过症状和体征、实验室检查结果评估器官功能障碍的严重程度。在这种情况下，内脏转移的病情需要得到快速缓解，因此需要给予有效且能快速缓解疾病的治疗方法。虽然指南中推荐应用有效的治疗方法（如化疗）来改善疾病状况，但临床中存在严重器官功能障碍的患者可能不适合化疗，因此，医生需谨慎处理。

2.2 内分泌治疗耐药

2.2.1 **原发性内分泌治疗耐药** 指术后辅助内分泌治疗 2 年内出现复发转移，或转移性乳腺癌一线内分泌治疗 6 个月内出现疾病进展。

2.2.2 **继发性内分泌治疗耐药** 术后辅助内分泌治疗过程中，治疗≥2 年后出现复发转移，辅助内分泌治疗结束后 12 个月内出现复发转移，或转移性乳腺癌一线内分泌治疗≥6 个月出现疾病进展。

明确这些定义后，在治疗患者的过程中，如果患者出现原发性内分泌治疗耐药，可以考虑联合靶向治疗来逆转耐药。对不能选择靶向治疗的患者（比如经济原因），也可以考虑选择化疗。

2.3 HER2 的检测

HER2 的规范化检测和阳性的判定应参照美国临床肿瘤学会（American Society of Clinical Oncology，ASCO）/美国病理学会（College of American Pathologists，CAP）指南或中国相关的指南。一般是指：①免疫组化（immunohistochemistry，IHC）：3+；②荧光原位杂交（fluorescence in situ hybridization，FISH）或显色原位杂交（chromogenic in situ hybridization，CISH）：HER2/CEP17 比值≥2.0；③*HER2* 基因拷贝数：≥6 个信号/细胞。目前还有一些新的方法可用于检测 HER2 状态，尤其对于复发转移乳腺癌，可采用液体活检技术进行检测，如循环肿瘤细胞（circulating tumor cell，CTC）检测、循环肿瘤 DNA（circulating tumor DNA，ctDNA）检测、微小 RNA（microRNA）检测等。

2.4 HER2 阳性乳腺癌曲妥珠单抗耐药

抗 HER2 的曲妥珠单抗治疗是否和内分泌治疗一样也存在耐药问题？有数据显示，临床实践中的确存在一些患者接受曲妥珠单抗治疗没有效果。

2.4.1 **原发性曲妥珠单抗耐药** 是指转移性乳腺癌经曲妥珠单抗治疗 8 ~ 12 周内出现疾病进展，或第 1 次影像学疗效评价即出现疾病进展；早期乳腺癌术后辅助曲妥珠单抗治疗过程中出现复发转移，或曲妥珠单抗治疗结束后 12 个月内出现复发转移。

2.4.2 **继发性曲妥珠单抗耐药** 是指转移性乳腺癌行曲妥珠单抗治疗，首次进行疗效评价有效，在后续治疗过程中出现疾病进展。

虽然曲妥珠单抗耐药的定义还需要进一步的循证证据支持，但这些概念可能会有助于医生的治疗决策。临床回顾性研究发现，对于曲妥珠单抗一线治疗反应时间较短的患者，仅换化疗并不能带来更多获益。而对于曲妥珠单抗一线治疗失败的患者，可以换用小分子酪氨酸激酶抑制剂或者恩美曲妥珠单抗（TDM-1）。随着抗 HER2 靶点的治疗药物增加，新的抗 HER2 靶点治疗药物可能成为优选。

2.5　进展期乳腺癌相关急症

此类急症指有症状的脑转移、骨转移患者出现脊髓压迫、上腔静脉综合征、肿瘤破裂出血、化疗后出现发热性粒细胞减少等，均需积极治疗。

3　检查与疗效评估

3.1　基线检查

专家组建议：在全身性治疗前进行最基本的分期检查，包括病史、症状和体征、血液学检查、肝肾功能、血清电解质（包括血钙）、肿瘤标志物（尤其是影像学检查不能评估病灶时）、心电图、胸部计算机断层成像（computer tomography，CT）、腹部 CT、骨扫描和美国东部肿瘤协作组（Eastern Cooperative Oncology Group，ECOG）评分。值得提出的是，症状和体征依然是临床一线医生的第一手资料，绝不容忽略。虽然近年来影像学检查技术不断发展，但影像学表现仍存在不典型性，容易导致误诊，而症状体征可以帮助医生判断如何进行辅助检查。

3.2　病灶的活检

在开始治疗前，专家组建议进行肿瘤病灶的活检，用于提供组织学检查和生物学指标的检查［ER、PR、雄激素受体（androgen receptor，AR）、HER2 和Ki-67］。在转移阶段，建议进行至少 1 次生物学指标（尤其是 ER、PR、AR、HER2 和 Ki-67）的再次评价。

3.3　正电子发射体层成像-计算机断层成像的应用

正电子发射体层成像（positron emission tomography，PET）-计算机断层成像（computed tomography，CT）被用于明确转移病灶，但是基线检查时仍需行CT 或磁共振成像（magnetic resonance imaging，MRI）检查。针对无病生存时间短、早期复发而且多部位复发的患者，尤其是三阴性和 HER2 阳性的患者，可以行 PET-CT 检查确定复发的病灶。

3.4 头部影像学检查

对于无症状的患者，虽然头部影像学检查并非常规检查，但在临床实践中部分无症状的患者在常规复查时发现了脑转移。因此，临床医生应对复发风险高（如激素受体阴性、HER2 阳性和三阴性）的患者给予重视。针对无病生存时间较短、一线治疗多部位复发者（尤其是三阴性和 HER2 阳性乳腺癌患者），则可以考虑给予头部影像学检查，以发现无症状的脑转移。

3.5 血清肿瘤标志物检查

血清肿瘤标志物通常检测癌胚抗原（carcinoembryonic antigen，CEA）、糖类抗原 153（carbohydrate antigen 153，CA153）和糖类抗原 125（carbohydrate antigen 125，CA125），这些指标增高可能是肿瘤复发的早期表现，医生必须谨慎对待。如果是已经转移的患者，治疗过程中肿瘤标志物增高需考虑两种可能：其一，治疗无效，需结合影像学检查来判断是否更改治疗方案；其二，肿瘤对治疗有反应。因此，如果无可测量转移病灶的患者仅有肿瘤标志物的增高，仅在极少数的情况下才是治疗有反应的标志，故不应作为更改治疗方案的依据，但其持续增高时应警惕肿瘤进展。

3.6 骨扫描

骨扫描主要用于骨转移的筛查。明确骨转移的诊断和随访评价必须进行 CT 或 MRI 检查。

3.7 新技术的应用

3.7.1 CTC 的检测 CTC 是指从肿瘤组织脱离并进入血液循环系统的肿瘤细胞，这种细胞的产生是患者发生远处转移的必要前提。目前关于 CTC 的检测，国内还是以研究为主，尚未批准常规用于临床，且需要重视检测方法的可靠性。研究表明，全身治疗前以及治疗后首次随访检测的 CTC 数目可作为转移性乳腺癌患者无进展生存时间和总生存时间的独立预测指标。2004 年，CellSearch CTC 检测系统被美国 FDA 批准用于评价转移性乳腺癌的预后。一项多中心前瞻性研究证实，CTC 在 HER2 阳性或三阴性转移性乳腺癌中同样具有重要的预后价值。

3.7.2 ctDNA 的检测 ctDNA 是指原发或转移肿瘤病灶通过凋亡、坏死或直接分泌等方式释放进入外周血并携带具有一定肿瘤生物学特征的肿瘤基因组 DNA 片段。ctDNA 检测具有一定的临床意义，如通过检测乳腺癌易感基因 *BRCA* 的状态来决定是否应用铂类或者聚（ADP 核糖）聚合酶抑制剂［poly（ADP-ribose）polymerases inhibitor，PARPi]；通过检测 *ESR*1 评估氟维司群和芳香化酶抑制剂的选择；通过检测 *PIK3CA* 用来判断是否适合 *PIK3CA* 抑制剂治疗。肿瘤组织的基因检测有助于医生更加充分地了解乳腺癌的亚型，它是对目前免疫组化分型的一个补充。例如对于三阴性乳腺癌，如果采用基因检测，可能会发现管腔雄激素受体阳性型（luminal androgen receptor positive，LAR），有利于医生制定其他的治疗方案。

3.7.3 程序性死亡受体配体 1 的检测　由于临床研究中免疫治疗具有一定的治疗效果，尤其是对程序性死亡受体配体 1（programmed cell death 1 ligand 1，PDCD1LG1，也称 PD-L1）阳性的乳腺癌患者疗效更好。因此，检测 PD-L1 有助于进展期乳腺癌的临床治疗。

3.8　疗效评价的频率

内分泌治疗通常每 2~4 个月评估一次，化疗通常每 2~3 个月评估一次。随着患者治疗周期数的增加，可以延长疗效评价的间期。多数患者仅接受靶病灶的影像学检查即可。对于同一个靶病灶，通常进行同一种方法检查，但是由于临床中需多次对同一个病灶进行评估，可以选择适当简化的方法，例如肺转移的评估，可以间断选择 CT 平扫代替增强扫描。对于疾病进展缓慢的患者，医生可以降低影像学检查的频率。总之，需要充分考虑患者获益及承担的风险来进行各项检查。如果怀疑疾病进展或出现症状，无论是否到了计划的检查时间，都应迅速给予检查。患者在每次疗效评价检查时均要接受病史询问和体格检查。

4　进展期乳腺癌的基本治疗原则

4.1　治疗时应该考虑的因素

重点考虑激素受体和 HER2 状态，对于难治的乳腺癌还可考虑 AR 和 PD-L1 状态以及 Ki-67 表达水平。其他需要考虑的因素包括既往治疗及其不良反应、无病生存时间或无进展生存时间、肿瘤负荷（即转移的部位及数目）、年龄、体能状态、伴随疾病和患者意愿，尤其需要考虑患者对化疗的接受程度等人文关怀的理念。

4.2　转移灶的活检和病理

原发灶和转移灶生物标志物不一致时，应该根据哪个生物标志物结果进行治疗决策目前尚不确定。因为临床试验难以评价这种情况，所以专家组推荐，若在原发灶和转移灶中至少有一个病灶阳性，就可依这个阳性结果选择内分泌治疗和/或抗 HER2 治疗。但也有专家认为，如果原发灶和转移灶生物标志物不一致，对一线治疗的决策而言，转移灶测得的生物标志物则可能更重要。

4.3　液体活检

随着液体活检技术的不断改进，目前液体活检越来越多地应用于临床。若患者的转移灶不宜做穿刺活检，可以选择液体活检。

4.4　内分泌治疗选择时应考虑其是否绝经

虽然目前乳腺癌临床试验对绝经的定义各异，但绝经通常是指月经永久性终止，也被用于描述乳腺癌治疗过程中卵巢合成雌激素的持续性减少。

关于绝经，NCCN 指南有几条明确的定义：①双侧卵巢切除术后；②年龄≥60 岁；③年龄<60 岁，停经≥12 个月，未接受化疗、他莫昔芬、托瑞米芬或抑制卵巢功能的治疗，且卵泡刺激素（follicle-stimulating hormone，FSH）及雌二醇水平在绝经后范围内；④年龄<60 岁，正在服用他莫昔芬或托瑞米芬，FSH 及雌二醇水平应在绝经后范围内；⑤正在接受促黄体素释放激素（luteinizing hormone releasing hormone，LHRH）激动剂或拮抗剂治疗的患者，无法判定其是否绝经；⑥正在接受辅助化疗的绝经前妇女，停经不能作为判断绝经的依据，因为尽管患者在化疗后会停止排卵或出现停经，但卵巢功能仍可能正常或仍有恢复的可能。对于化疗引起停经的女性，如果考虑以芳香化酶抑制剂进行内分泌治疗，则需要进行卵巢切除或连续多次监测 FSH 和/或雌二醇水平，以确保患者处于绝经后状态。化疗导致的闭经不是真正意义上的绝经，芳香化酶抑制剂的应用也要慎重，尤其是对年轻患者，因为其化疗后月经恢复的可能性要高于年龄大的患者。

4.5　患者的年龄不应影响有效治疗的实施

年龄通常不是影响治疗的决定因素。考虑到年龄大的患者对化疗的耐受差，其治疗方案应以内分泌治疗和单药化疗为主，但要避免老年患者的治疗不足问题和年轻患者的治疗过度问题。年轻患者被确诊为乳腺癌后，将会面临更加复杂的情况，其治疗决策要考虑身体情况、器官功能、社会、心理、精神、工作、家庭和儿童看护等因素。

4.6　需要考虑多种治疗模式

患者出现单发转移后，若有可能获得完全缓解并能长期生存，可以考虑接受多种模式的治疗。例如单发的肝或肺转移，可以考虑给予患者手术切除、放疗、介入治疗等。

4.7 初治的Ⅳ期乳腺癌

对于初治的Ⅳ期乳腺癌患者，切除原发性肿瘤的价值还不确定。但在全身治疗有效的前提下，如果乳腺局部病灶可以达到切缘阴性，腋窝淋巴结可以分期，就可以接受手术治疗；如果手术能改善患者的生活质量，也可以考虑手术治疗。

4.8 其他

医生需根据是否需要快速控制疾病或症状来选择治疗方法，同时还应考虑患者的经济因素、心理因素、目前可采取的治疗措施以及患者本人的意愿。由于目前应用于临床的新药大部分是针对分子靶点的治疗药物，因此鼓励患者加入临床研究，可以使其明显获益。一般认为对肿瘤患者最好的治疗是参加临床研究，不仅是为了节省费用，更重要的是尽可能早地获得新药治疗。

5 不同类型乳腺癌的治疗

5.1 ER 阳性/HER2 阴性进展期乳腺癌

目前认为，激素受体阳性乳腺癌是一种慢性疾病，患者的生存时间长，预后好。大部分这类患者对内分泌治疗敏感，治疗获益大，因此，推荐首选内分泌治疗。依据 CDK4/6、氟维司群（500mg）和依维莫司等药物的临床证据，乳腺癌的内分泌治疗迎来了前所未有的机会，使激素受体阳性乳腺癌治疗的慢性病管理实至名归。

但是，对于存在内脏危象、症状严重、明确存在内分泌治疗耐药的患者，如果其在内分泌治疗阶段出现疾病进展，可以首选化疗，以便快速减轻或缓解临床症状，控制肿瘤发展，改善生活质量。

也有部分专家认为，即使是激素受体阳性的患者，也可以优先选择化疗，之后序贯内分泌治疗以维持治疗效果，患者也可能会获益。所以，辩证地考虑患者的治疗获益并使其经历更少的不良反应，是临床选择治疗方案的基本原则。临床研究表明，CDK4/6 抑制剂可延长乳腺癌患者的无进展生存时间，提高客观缓解率，减少不良反应，其疗效优于化疗药物，已成为目前进展期乳腺癌内分泌治疗的一线标准治疗药物。

5.1.1 选择内分泌治疗的一般状况 如果没有内分泌耐药的证据或没有快速减轻肿瘤负荷的需要，即使患者存在内脏转移，内分泌治疗也是激素受体（ER 和/或 PR）阳性进展期乳腺癌患者的首选治疗方案。根据治疗的反应和患者的情况，可以进行 2~3 线的内分泌治疗。对于进展期乳腺癌患者，医生在选择内分泌治疗药物时，一定要考虑患者在辅助内分泌治疗阶段使用的内分泌药物的时间和耐药情况。对于无病生存时间大于 2 年、没有内脏危象、无症状或症状很轻的激素受体阳性患者，可优先选择内分泌治疗联合靶向治疗，通常建议给予更少的化疗或者更少的化疗周期。不建议内分泌治疗和化疗联合应用，但进展期乳腺癌患者化疗后的内分泌维持治疗是一个合理的选择，已在临床实践中被广泛应用。

5.1.2 常用的内分泌治疗药物 选择性雌激素受体调节剂：他莫昔芬、托瑞米芬、氟维司群；芳香化酶抑制剂：依西美坦、来曲唑、阿那曲唑；逆转内分泌耐药或联合内分泌治疗的靶向药物：CDK4/6、依维莫司。

5.1.3 绝经后患者内分泌治疗药物的选择 可以选择 CDK4/6 抑制剂联合芳香化酶抑制剂、氟维司群、他莫昔芬或托瑞米芬。CDK4/6 抑制剂+氟维司群、CDK4/6 抑制剂+芳香化酶抑制剂、西达本胺+依西美坦、氟维司群+依维莫司、依西美坦+依维莫司、他莫昔芬+依维莫司等方案可供临床选择。

在晚期解救性治疗方面，国内外共识一致推荐芳香化酶抑制剂联合 CDK4/6 作为激素受体阳性/HER2 阴性晚期复发转移乳腺癌的一线标准治疗。对于存在芳香化酶抑制剂治疗禁忌证、曾行芳香化酶抑制剂辅助内分泌治疗且无病生存时间短的患者，可选择氟维司群联合 CDK4/6 抑制剂作为一线治疗方案。因经济原因或病状极轻、分型极低危、寡病灶、寡转移的患者，可考虑选择内分泌单药治疗。

对于一线内分泌单药治疗后进展的乳腺癌患者，如芳香化酶抑制剂治疗失败，可采用氟维司群联合 CDK4/6 抑制剂作为二线基本治疗方案，也可以考虑单药氟维司群（每 4 周 500mg）。CDK4/6 抑制剂联合治疗失败后，可根据患者的实际情况，考虑以下几种治疗方案：①西达本胺联合依西美坦；②依维莫司联合依西美坦、依维莫司联合氟维司群或他莫昔芬；③内分泌治疗，可以选择他莫昔芬、托瑞米芬、孕激素等；④基因检测，如果 *PIK3CA* 基因发生突变，可以考虑 PIK3CA 抑制剂；如果 *BRCA* 基因发生突变，可以选择 PARPi；⑥化疗。

5.1.4 绝经前的患者 绝经前患者通常采用 CDK4/6 抑制剂联合他莫昔芬或托瑞米芬；如果患者辅助治疗阶段应用过他莫昔芬，也可以考虑卵巢功能完全抑制（包括药物性卵巢功能抑制），卵巢功能完全抑制后加用芳香化酶抑制剂，基本治疗原则与绝经后相似。这里要强调的是，对于 45 岁以下、未绝经的患者，在给予药物性卵巢功能抑制加用芳香化酶抑制剂时要慎重，需要检测激素水平（雌二醇和 FSH），因为如果卵巢功能不能被完全抑制，该疗法的效果不佳。

5.1.5　激素受体和 HER2 均阳性的患者　对于激素受体和 HER2 均阳性的患者，目前的标准治疗方案是抗 HER2 治疗联合化疗。如果患者经济条件允许，也可以考虑 CDK4/6 抑制剂联合内分泌治疗及抗 HER2 治疗。研究表明，CDK4/6 抑制剂联合内分泌治疗，加曲妥珠单抗、吡咯替尼或者拉帕替尼等，均显示出了无进展生存时间的获益，尤其是无化疗时间的延长。TAnDEM 研究表明，曲妥珠单抗联合阿那曲唑组患者的无进展生存时间明显长于阿那曲唑单药组（4.8 个月 *vs* 2.4 个月，HR = 0.63，$P = 0.002$）；曲妥珠单抗联合阿那曲唑组患者的生存时间也长于阿那曲唑单药组（28.5 个月 *vs* 23.9 个月），但差异无统计学意义（$P = 0.33$）。CDK4/6 抑制剂已被证实可以逆转内分泌治疗耐药，增加内分泌治疗疗效。NA-PHER2 研究是一项单臂、Ⅱ期临床试验，结果显示，CDK4/6 抑制剂联合氟维司群及曲妥珠单抗/帕妥珠单抗方案可进一步改善 ER 阳性/HER2 阳性乳腺癌患者的病理学完全缓解率，97%（29/30）的患者获得了临床客观缓解。对于一些老年、无法耐受化疗的患者，抗 HER2 药物联合内分泌治疗可以作为备选。

5.2　HER2 阳性进展期乳腺癌

靶向治疗的特点是高效、低毒、耐受性好，能够选择性地杀死肿瘤细胞而对正常组织的影响较小。最早应用于临床的抗 HER2 靶向治疗药物是曲妥珠单抗。一项关于转移性乳腺癌一线治疗的Ⅲ期临床研究显示，化疗联合曲妥珠单抗与单纯化疗患者的肿瘤进展时间分别为 7.4 个月和 4.6 个月（$P < 0.001$），缓解的时间分别为 9.1 个月和 6.1 个月（$P < 0.001$），总生存时间分别为 25.1 个月和 20.3 个月（$P < 0.01$）。基于该临床研究结果，1998 年曲妥珠单抗被美国 FDA 批准用于一线转移性乳腺癌的治疗。另一篇文献报道曲妥珠单抗治疗者的中位生存时间被延长至 3.5 年（3.0~4.4 年）。

2002 年曲妥珠单抗在中国上市，其在早期乳腺癌治疗中可以降低 52% 的复发风险。在转移性乳腺癌中，曲妥珠单抗可以提高患者的总生存率，有些患者可以获得更长的生存时间。目前针对 HER1 和 HER2 的小分子酪氨酸酶抑制剂吡咯替尼和拉帕替尼也在中国上市，其他的抗 HER2 治疗药物还有帕妥珠单抗和 TDM-1。这些药物应用的一般原则是：尽早使者接受抗 HER2 治疗，除非有禁忌证。

5.2.1 常用抗 HER2 治疗的药物 包括曲妥珠单抗、吡咯替尼、拉帕替尼、帕妥珠单抗、TDM-1。对于 HER2 阳性乳腺癌，化疗+曲妥珠单抗+帕妥珠单抗是最佳的一线治疗方案。鉴于帕妥珠单抗在进展期乳腺癌的治疗中没有进入医保，费用昂贵，目前推荐的一线治疗方案仍是化疗+曲妥珠单抗。对于无化疗适应证的激素受体阳性患者，也可以考虑曲妥珠单抗、吡咯替尼或拉帕替尼联合内分泌治疗。对于曲妥珠单抗治疗失败的 HER2 阳性乳腺癌，吡咯替尼、TDM-1 是最佳的治疗选择，但是 TDM-1 费用较高，因此可以选择吡咯替尼联合卡培他滨；或继续使用曲妥珠单抗，仅更换化疗或内分泌治疗方案；也可以考虑曲妥珠单抗联合吡咯替尼的双靶向治疗。

5.2.2 抗 HER2 治疗失败后抗 HER2 药物的选择 因为对 HER2 通路的持续抑制是有益的，所以对于抗 HER2 治疗联合化疗或内分泌治疗失败的患者，通常会继续给予抗 HER2 治疗。至于是继续应用同一种抗 HER2 治疗药物，还是选择另一种抗 HER2 治疗药物，需要根据之前治疗有效的时间而定。

5.2.3 进展期乳腺癌抗 HER2 治疗的时间 关于进展期乳腺癌抗 HER2 治疗的时间，尤其是疾病处于缓解阶段时，目前仍不明确。

5.3 三阴性进展期乳腺癌

5.3.1 *BRCA*1 和 *BRCA*2 突变 *BRCA* 突变乳腺癌患者仅占全部乳腺癌患者的 3%~5%，因此，很难开展针对 *BRCA* 突变转移性乳腺癌的大规模临床试验。目前，在新辅助治疗领域，有部分研究探讨了铂类药物对 *BRCA* 突变乳腺癌的作用。结果显示，铂类药物可使 *BRCA* 突变乳腺癌患者的病理完全缓解率显著提高。在 2014 年圣安东尼奥乳腺癌会议（San Antonio Breast Cancer Symposium，SABCS）上，有学者报道了一项卡铂对比多西他赛一线治疗进展期三阴性乳腺癌或 *BRCA*1/2 突变乳腺癌的临床研究（TNT 研究）。该研究纳入了 376 例患者，中位随访 11.0 个月。结果显示，在未经选择的三阴性乳腺癌患者中，两种药物的主要观察终点（客观有效率）和次要观察终点（无疾病进展时间）均相似，无显著差异。而在 43 例存在 *BRCA* 突变的患者中，卡铂治疗组患者的客观有效率显著高于多西他赛治疗组（68.0% *vs* 33.3%，$P=0.03$）。该研究提示，在未经选择的三阴性乳腺癌患者中，卡铂并不显著优于多西他赛，但在 *BRCA*1/2 突变患者中卡铂治疗可能存在优势。

5.3.2 PARPi 的使用 2014 年，PARPi 被美国 FDA 批准用于治疗 *BRCA*1/2 突变的卵巢癌患者，*BRCA*1/2 基因突变可使细胞缺乏修复 DNA 双链损伤的能力，从而为 PARPi 发挥"合成致死"作用奠定了基础，与此同时，该药对 *BRCA*1/2 突变乳腺癌的免疫治疗也有效。目前奥拉帕尼（olaparib）已在国内上市，主要用于治疗 *BRCA* 突变相关的进展期三阴性乳腺癌。在 OlympiAD 临床研究中，奥拉帕尼与化疗相比可有效延长乳腺癌患者的无进展生存时间（7.0 个月 *vs* 4.2 个月，HR = 0.58，*P*<0.001），改善患者的生活质量，且不良反应较少，其中三阴性乳腺癌患者的获益最大。

5.3.3　**PD-L1 免疫治疗**　PD-L1 抑制剂可能在三阴性乳腺癌的治疗及新辅助治疗中发挥作用。部分 Ⅰ~Ⅲ 期临床试验证实了 PD-L1 抑制剂在转移性三阴性乳腺癌治疗中的安全性和有效性。PD-L1 阳性表达、肿瘤负荷较重、肿瘤浸润较多的患者可考虑免疫治疗。Ⅲ 期临床试验 IMpassion130 首次证实了免疫治疗可使转移性三阴乳腺癌患者获益，阿替唑单抗联合白蛋白结合紫杉醇组患者的无进展生存时间明显长于安慰剂联合白蛋白结合紫杉醇组（7.2 个月 *vs* 5.5 个月，HR = 0.8，*P* = 0.0025），在 12.9 个月的随访中，接受上述两种治疗方法的 PD-L1 阳性患者的中位生存期分别为 25.0 个月和 15.5 个月。

5.3.4　**三阴性乳腺癌的特殊性**　对于辅助治疗阶段曾经接受过蒽环类和紫杉类药物治疗的患者，如果不能入组临床试验，可以考虑铂类药物进行基础的治疗。国外也有指南推荐，对于既往未接受过蒽环类和紫杉类药物治疗的三阴性局部晚期乳腺癌患者，可以首选蒽环类和紫杉类药物化疗。

6　进展期乳腺癌常用药物

6.1　CDK4/6 抑制剂

该药为口服、靶向制剂，能够选择性地抑制 CDK4/6 酶的活性，从而抑制肿瘤细胞增殖。2015 年 3 月 2 日，美国 FDA 批准帕博西尼（palbociclib）联合来曲唑作为 ER 阳性/HER2 阴性绝经后晚期乳腺癌的初始治疗方案，帕博西尼成为了全球首个上市的 CDK4/6 抑制剂。帕博西尼单药初治 ER 阳性/HER2 阴性绝经后晚期乳腺癌时，可将患者的无进展生存时间从 10.2 个月延长到 20.2 个月。2017 年 3 月 13 日和 2017 年 9 月 28 日，CDK4/6 抑制剂瑞博西尼（ribociclib）和阿贝西尼（abemaciclib）先后上市。

6.1.1　**CDK4/6 抑制剂在复发乳腺癌一线治疗中的应用**　CDK4/6 抑制剂用于复发乳腺癌患者的一线治疗的疗效已在多项Ⅲ期临床试验中得到验证。Ⅲ

期临床试验 PALOMA-2 共纳入 666 例绝经后 ER 阳性/HER2 阴性的亚裔乳腺癌患者，结果显示，帕博西尼联合来曲唑组患者的中位无进展生存时间长于安慰剂联合来曲唑组（25.7 个月 vs 13.9 个月）。Ⅲ期临床试验 MONALEESA-2 纳入了 668 例绝经后激素受体阳性 HER2 阴性的复发/转移乳腺癌患者，结果显示，瑞博西尼联合来曲唑组患者的中位无进展生存时间长于安慰剂联合来曲唑组（25.3 个月 vs 16 个月），进展和死亡风险减少了 43.2%（HR = 0.568，P = 9.63 × 10^{-8}）。Ⅲ期临床试验 MONARCH3 纳入了 493 例未经系统性治疗的绝经后激素受体阳性 HER2 阴性进展期乳腺癌患者，结果显示，阿贝西尼联合非甾体类芳香化酶抑制剂组患者的中位无进展生存时间长于安慰剂联合非甾体类芳香化酶抑制剂组（28.18 个月 vs 14.76 个月，HR = 0.540，P = 0.000002）。

6.1.2 CDK4/6 抑制剂在复发乳腺癌二线治疗中的应用 多项研究显示，CDK4/6 抑制剂联合氟维司群可以作为激素受体阳性 HER2 阴性绝经后进展期乳腺癌患者二线治疗的新选择。Ⅲ期临床试验 PALOMA-3 纳入了激素受体阳性 HER2 阴性且在既往内分泌治疗中进展的晚期乳腺癌患者，结果显示，帕博西尼联合氟维司群组和安慰剂联合氟维司群组患者的中位无进展生存时间分别为 9.5 个月和 4.6 个月。2016 年美国 FDA 批准帕博西尼联合氟维司群用于治疗激素受体阳性 HER2 阴性且在既往内分泌治疗中进展的进展期乳腺癌患者。另一项研究显示，帕博西尼联合氟维司群治疗患者的中位生存时间为 34.9 个月，生存获益为 6.9 个月。Ⅲ期临床试验 MONALEESA-3 纳入了 345 例未经治疗或经一线内分泌治疗进展的绝经后激素受体阳性 HER2 阴性的乳腺癌患者，结果显示，瑞博西尼联合氟维司群组比氟维司群单药组显著改善无进展生存时间（20.5 个月 vs 12.8 个月，HR = 0.593，P < 0.001），且提高总生存率（overall survival，OS）（42 个月的 OS 为 57.8% vs 45.9%）。Ⅲ期临床试验 MONALEESA-7 纳入了绝经前激素受体阳性 HER2 阴性的进展期乳腺癌患者，结果显示，瑞博西尼联合他莫昔芬或非甾体类芳香化酶抑制剂联合戈舍瑞林和安慰剂组相比延长无进展生存时间（23.8 个月 vs 13.0 个月，HR = 0.55，P < 0.0001），且提高 OS 率（42 个月的 OS 为 70.2% vs 46.0%，HR = 0.71，P = 0.00973）。Ⅲ期临床试验 MON-ARCH-2 纳入了 669 例既往接受内分泌治疗进展的激素受体阳性 HER2 阴性进展期乳腺癌患者，结果显示，阿贝西尼联合氟维司群组患者的中位无进展生存时间长于氟维司群单药组（16.4 个月 vs 9.3 个月，HR = 0.553，P < 0.001），阿贝西尼联合氟维司群组患者的中位总生存时间也长于氟维司群单药组（46.7 个月 vs 37.3 个月，HR = 0.757，P = 0.0137）。

6.2 氟维司群

该药为雌激素受体拮抗剂，有两种给药方式：低剂量氟维司群（每4周250mg）和高剂量氟维司群（每4周500mg）。高剂量氟维司群较低剂量氟维司群治疗可显著延长患者的中位无进展生存时间（23.4个月 vs 13.1个月），且耐受性良好。高剂量氟维司群（每4周500mg）目前也被推荐用于绝经后患者的一线内分泌治疗。对于存在 PI3KCA 突变的患者，Ⅲ期临床研究 SOLAR-1 显示，α 特异性 PI3K 抑制剂阿培利司（alpelisib）与氟维司群联合治疗晚期 HR 阳性/HER2 阴性乳腺癌较单独氟维司群治疗可显著延长患者的中位无进展生存时间（11个月 vs 5.7个月，$HR = 0.65$，$P < 0.001$），而 PI3KCA 未突变的患者无获益。该 PI3K 抑制剂已被美国 FDA 批准上市，并已在 2020 年 3 月提交国内临床试验申请。

6.3 依维莫司

依维莫司是哺乳动物雷帕霉素靶蛋白（mammalian target of rapamycin，MTOR）抑制剂。基础研究显示依维莫司能够逆转内分泌治疗耐药。基于 BOLERO-2 研究的结果，2012 年美国 FDA 批准依维莫司联合依西美坦治疗非甾体类芳香化酶抑制剂治疗失败的绝经后激素受体阳性、HER2 阴性的晚期乳腺癌患者。BOLERO-2 研究是一项随机、双盲、安慰剂对照的Ⅲ期临床试验，纳入了 724 例上述适应证的绝经后女性患者。结果显示，依维莫司联合依西美坦患者的中位无进展生存时间较安慰剂联合依西美坦组显著延长（7.8个月 vs 3.2个月，$HR = 0.45$，$P < 0.0001$），独立中心评估的结果分别为 11.0 个月和 4.1 个月（$HR = 0.38$，$P < 0.0001$），且无论是整体人群还是前瞻定义的各个亚组（包括内脏转移的患者，在辅助治疗完成后 12 个月内复发的患者）都得出类似的结果。但联合依维莫司在增强疗效的同时也增加了口腔炎、贫血和呼吸困难等不良反应的发生率，最常见的 3~4 级不良反应为口腔炎（8% vs 1%）、贫血（6% vs <1%）、呼吸困难（4% vs 1%）、高血糖（4% vs <1%）、疲乏（4% vs 1%）和肺炎（3% vs 0）。因此，医生为患者选择依维莫司联合芳香化酶抑制剂治疗要权衡疗效和不良反应，根据具体情况进行个体化治疗。

6.4 单克隆抗体

6.4.1 曲妥珠单抗

目前一线治疗方案是化疗+曲妥珠单抗+帕妥珠单抗。因帕妥珠单抗治疗晚期一线乳腺癌未在医保范围，所以也可以选择化疗联合曲妥珠单抗。在辅助治疗和新辅助治疗阶段接受过曲妥珠单抗治疗的患者，如果无病生存时间超过 1 年，也可以考虑复发转移后接受曲妥珠单抗治疗。

对于曲妥珠单抗治疗进展的患者，医生通常会根据治疗的周期数考虑曲妥珠单抗的继续使用而仅改变联合用药，如化疗或内分泌治疗；也可以选择：①曲妥珠单抗联合帕妥珠单抗联合化疗、吡咯替尼联合卡培他滨及 TDM-1；②拉帕替尼+卡培他滨；③曲妥珠单抗+酪氨酸激酶抑制剂。

曲妥珠单抗通常不与蒽环类药物联合应用，因其会增加心脏毒性。

6.4.2 帕妥珠单抗 HER2 阳性转移性乳腺癌的一线治疗，可以选择化疗+曲妥珠单抗+帕妥珠单抗联合治疗方案。

CLEOPATRA 研究结果显示，一线治疗中，曲妥珠单抗+帕妥珠单抗+多西他赛组患者的中位无进展生存时间显著长于曲妥珠单抗+多西他赛组（18.5 个月 *vs* 12.4 个月，$P<0.001$），1 年生存率分别为 23.6% 和 17.2%，证实化疗+曲妥珠单抗+帕妥珠单抗方案较化疗+曲妥珠单抗方案有明显的生存获益。另有研究结果显示帕妥珠单抗不能单独发挥作用，而需要与曲妥珠单抗联合应用。

6.4.3 贝伐珠单抗 美国 FDA 先批准后又撤回了贝伐珠单抗用于乳腺癌的治疗，欧洲药品管理局（European Medicines Agency，EMA）人用医疗产品委员会（Committee for Medicinal Products for Human Use，CHMP）目前批准的适应证包括：①贝伐珠单抗联合紫杉醇一线治疗转移性乳腺癌；②不适合紫杉类和蒽环类药物治疗的转移性乳腺癌，可考虑给予贝伐珠单抗联合卡培他滨一线治疗。贝伐珠单抗仅有无进展生存时间获益，无总生存时间获益，且目前没有贝伐珠单抗治疗疗效的预测因子。因此，贝伐珠单抗仅可作为一线治疗或二线治疗的一种选择，并且不推荐其在二线以上的治疗中使用。

6.5 酪氨酸激酶抑制剂

6.5.1 吡咯替尼 该药是一种口服、不可逆的酪氨酸激酶抑制剂，同时具有抗 EGFR/HER1、HER2 以及 HER4 的活性。一项 Ⅱ 期临床试验结果显示，吡咯替尼+卡培他滨组患者的客观缓解率高于拉帕替尼+卡培他滨组（78.5% *vs* 57.1%），中位无进展生存时间长于拉帕替尼+卡培他滨组（18.1 个月 *vs* 7.0 个月），且疾病死亡风险降低 63.7%；吡咯替尼临床实际工作总结也获得了很好的疗效。另有研究表明，吡咯替尼的耐受性也优于拉帕替尼。2018 年吡咯替尼凭借 Ⅱ 期临床的数据在中国被有条件批准上市。

6.5.2 拉帕替尼 该药通常被用于曲妥珠单抗治疗失败的患者，尤其是曲妥珠单抗治疗中出现脑转移的患者，常用方案为曲妥珠单抗联合拉帕替尼。一项 Ⅲ 期临床试验（EGF100151）评价了拉帕替尼联合卡培他滨的疗效，该研究入组了曲妥珠单抗治疗失败、既往接受过含蒽环类或紫杉类药物治疗的患者，结果显示，拉帕替尼+卡培他滨联合治疗组患者的中位肿瘤进展时间为 27.1 周，明显长于卡培他滨单药治疗组的 18.6 周（$P<0.001$）。

6.6 TDM-1

该药对曲妥珠单抗一线治疗失败的转移性乳腺癌有生存获益。EMILIA 研究比较了 TDM-1 和拉帕替尼+卡培他滨在二线治疗中的疗效，证实曲妥珠单抗一线治疗失败的 HER2 阳性乳腺癌可优先选择 TDM-1。美国 FDA 于 2013 年 2 月正式批准 TDM-1 作为治疗 HER2 阳性进展期乳腺癌的药物，国内已于 2020 年初批准 TDM-1 上市。

6.7 西达本胺（tucidinostat；chidamide）

该药是一种口服苯甲酰胺类组蛋白脱乙酰酶（histone deacetylase，HDAC）抑制剂，具有抑制 HDAC1、HDAC2、HDAC3 和 HDAC10 特异性亚型的作用，在中国已被批准用于治疗复发或难治性外周 T 细胞淋巴瘤。既往研究显示，与其他非选择性 HDAC 抑制剂不同，西达本胺+恩替诺特可通过激活特异性自然杀伤细胞和抗原特异性细胞毒性 T 细胞来增强肿瘤的免疫监视作用。西达本胺还能够抑制雌激素非依赖性生长因子信号通路并恢复其对雌激素药物的敏感性。ACE 研究主要针对绝经后、既往接受过内分泌治疗的 ER 阳性/HER2 阴性晚期乳腺癌患者，在经筛选的 443 例患者中，随机入组 365 例，分为西达本胺联合依西美坦治疗组和安慰剂联合依西美坦治疗组。结果显示，西达本胺联合依西美坦治疗组患者的中位无进展生存时间长于安慰剂联合依西美坦治疗组（7.4 个月 *vs* 3.8 个月），客观缓解率和临床获益率也均优于安慰剂联合依西美坦治疗组，且不良反应可管理。

7 化 疗

7.1 化疗适应证

化疗适应证：激素受体阴性的患者；有症状的内脏转移患者；激素受体阳性但对内分泌治疗耐药的患者。

7.2 化疗方式选择

联合化疗和单药序贯化疗都是合理的选择。化疗药物的联合应用及序贯应用在临床工作中均可选择，已有多项研究表明患者对单药序贯治疗的耐受性更佳，且两者的总生存时间相似。基于现有数据，专家组推荐优选单药序贯化疗。对于病情进展迅速、存在内脏危象或需要迅速缓解症状、控制疾病进展的患者，可选择联合化疗。

7.3 化疗药物选择的一般原则

如果没有禁忌证，既往未接受过蒽环类或紫杉类药物辅助治疗的患者，通常选择蒽环类或紫杉类药物为基础的化疗方案，其他可选择的药物有长春瑞滨、吉西他滨、卡培他滨、脂质体多柔比星、白蛋白结合型紫杉醇、顺铂和卡铂等。

7.4 化疗中需要特别关注的问题

对蒽环类药物耐药或出现蒽环类药物的剂量累积毒性（如心脏毒性）而未用过紫杉类药物的患者，后续化疗通常选择以紫杉类药物为基础的方案，也可以选择紫杉类单药方案。对于 HER2 阳性的局部晚期乳腺癌患者，专家组建议序贯使用蒽环类药物与抗 HER2 药物，不建议同时联合使用。对在辅助治疗中使用过紫杉类药物的患者，特别是无病生存时间至少超过 1 年的患者，一线治疗时可再次使用紫杉类药物。

7.5 化疗有效后的维持

专家组建议，应该根据对每位患者具体情况的评估结果予以个体化的治疗，包括对每种方案持续时间（周期数）的评估和对患者能否接受多线化疗的评估。有荟萃分析表明，一线治疗的持续时间长，可轻度延长患者的总生存时间，可显著延长无进展生存时间，所以这种治疗可持续应用直至疾病进展或出现不可耐受的不良反应（不可耐受的不良反应应由患者和医生共同判断）。目前，大量临床试验已证明卡培他滨适合用于维持治疗，其还具有口服给药、应用方便的特性。此外，对于激素受体阳性的患者，内分泌维持治疗也是很好的选择。

7.6 抗 HER2 治疗联合化疗

在晚期乳腺癌的治疗中，可采用贝伐珠单抗联合化疗，但要选择合适的患者，谨慎应用。E1193 是一项随机对照临床研究，共纳入 739 例转移性乳腺癌患者。患者被随机分为多柔比星+紫杉醇联合治疗组、多柔比星治疗进展后序贯紫杉醇治疗组和紫杉醇治疗进展后序贯多柔比星组。结果显示，多柔比星+紫杉醇联合治疗组患者的客观缓解率和无进展生存时间均优于单药序贯治疗组。但 3 组患者的总生存时间比较，差异无统计学意义（$P>0.05$）。一项荟萃分析显示，单药序贯化疗具有延长无进展生存时间的优势，虽然联合化疗组患者的客观缓解率明显增高，但未明显延长无进展生存时间。两个研究均显示联合治疗组的不良反应风险较高（粒细胞缺乏性发热风险显著增高）。

8　不能手术的局部晚期乳腺癌

8.1　诊治原则

针对不能手术的局部晚期乳腺癌患者，首先要给予粗针穿刺活检，明确病理诊断，并使用免疫组化法检测 ER、PR、HER2 和 Ki-67 等生物学指标；另外，还要给予全面的分期检查。因为此类患者容易存在远处转移。所以专家组推荐优先选择胸部 CT 和腹部 CT 检查，而不是胸部 X 线平片和腹部超声检查，也可以考虑 PET-CT 检查。局部晚期乳腺癌的治疗应强调多学科综合治疗，包括全身性治疗、手术和放疗，目的是获得局部控制和长期生存。

8.2　新辅助治疗后的手术治疗

在经全身治疗和/或放疗等有效的新辅助治疗后，部分患者可获得手术机会。大部分患者可以进行乳腺切除联合腋窝淋巴结清扫术，小部分疗效较好的患者可以考虑进行保乳手术。

8.3　局部晚期炎性乳腺癌的治疗

专家组建议，局部晚期炎性乳腺癌的治疗可与局部晚期非炎性乳腺癌相似，首先选择全身治疗。在后续手术方式的选择上，对于大部分患者，即使是全身治疗效果较好的患者，也推荐进行乳腺切除联合腋窝淋巴结清扫术。不推荐术后立即进行局部重建手术，即使获得病理学完全缓解，也需给予局部放疗（胸壁+淋巴结引流区）。

9　特殊转移部位的治疗

9.1　肝转移

目前亟须前瞻性、随机对照临床试验来评价乳腺癌肝转移局部治疗的价值。因为尚无随机对照临床试验的数据提示肝转移病灶的局部治疗能够延长患者的生存时间，所以在进行局部治疗前，医生必须告知患者这一事实。局部治疗仅适用于身体状况好、转移部位局限于肝、无肝外转移病灶且全身治疗效果好的患者。所以需要综合考虑各种治疗方式，包括手术、立体定位放疗、肝内灌注化疗或其他治疗方式。有文献报道，39 例乳腺癌肝转移患者接受肝转移灶切除术，中位随访 60 个月，从肝病灶切除开始，患者的无病生存时间和总生存时间分别为 29.4 和 43.0 个月，1、3、5 个月生存率分别为 84.6%、64.1% 和 38.5%，提示外科手术切除能够延长此类患者的长期生存时间。

9.2 恶性胸腔积液

恶性胸腔积液需要全身治疗联合或不联合局部治疗。胸腔积液的患者必须进行胸腔穿刺来明确诊断，有症状的患者建议接受胸腔积液引流。恶性胸腔积液患者虽然可以考虑接受胸腔灌注药物治疗，包括顺铂、博来霉素、生物调节剂等，但其最佳治疗方式仍有待临床试验的进一步探索。

9.3 胸壁和区域淋巴结复发

9.3.1 **手术治疗** 胸壁转移或区域淋巴结复发的患者很可能同时存在远处转移，因此，需要接受包括胸部、腹部和骨骼检查在内的全面分期检查。当评估结果提示手术风险小且可行时，此类患者可接受手术治疗。

9.3.2 **放射治疗** 复发区域未经放疗的患者可接受局部区域的放疗。对于复发区域接受过放疗的患者，胸壁复发区域的再次放疗需慎重考虑，仅适用于个别患者。

9.3.3 **药物治疗** 针对仅局部复发而无远处转移的患者，在局部手术联合或不联合放疗治疗后，建议行化疗、内分泌治疗和/或抗 HER2 治疗的全身治疗。

在首次出现局部复发的患者中，激素受体阴性患者进行全身化疗可以改善预后，激素受体阳性患者进行内分泌治疗可以改善预后。

全身治疗方式的选择应根据肿瘤生物学特征、既往治疗情况、无病生存时间和患者自身因素（如伴随疾病和患者意愿等）来决定。

9.3.4 **姑息治疗** 对不能进行根治性局部治疗的患者，姑息性的全身治疗应遵循转移性乳腺癌的治疗原则。这些患者也可接受姑息性的局部治疗。

9.4 骨转移

9.4.1 **药物治疗** 有骨转移的转移性乳腺癌患者应在全身治疗中常规联合使用骨改良药物（如双膦酸盐、地诺单抗）。

9.4.2 **手术或放疗** 当骨转移灶引发患者持续的或固定部位的疼痛时，需进行影像学检查以明确病理性骨折的发生情况（将要发生或已发生）。如果病理性骨折位于长骨，可予以外科固定及后续放疗，同时需要进行整形外科的评估。如果疼痛部位没有明确的骨折风险，可进行放射治疗。

9.5　脑转移

9.5.1　脊髓压迫的处理　脊髓压迫属于肿瘤急症，如果出现相应的神经系统症状及体征，应立即检查并进行处理。医生应对可能受压的部位及邻近部位进行充分的影像学检查，推荐采用 MRI 检查。一旦出现脊髓压迫，需要急诊外科（神经外科或整形外科）评估是否予以外科减压；如果不能实施减压/固定术，则可予以急诊放疗或椎体成形术。

9.5.2　某些特殊情况的处理　对孤立的或数目有限的、有切除可能的脑转移灶，可进行外科切除或放射治疗，对某些不可切除的脑转移也可进行放射治疗。

9.5.3　局部治疗的选择　HER2 阳性脑转移的转移性乳腺癌患者的生存时间可长达几年，应避免治疗所致的长期毒性作用。在合适的情况下（如脑转移灶的数目较少），不良反应较小的局部治疗（如立体定向放疗）相对于全脑放疗可作为首选。

9.5.4　脑转移的发生情况　转移性乳腺癌患者脑转移的发生率为 5%～16%，且不同亚型间的发生率不同。三阴性乳腺癌和 HER2 阳性乳腺癌脑转移的发生率较高。

9.5.5　脑转移的主要治疗原则　HER2 阳性乳腺癌脑转移治疗指南推荐的主要原则包括：①预后良好且仅有单个病灶的脑转移患者，可根据转移灶的大小、手术切除的可行性和有无症状，选择下述 5 种方式进行治疗：a. 局部手术联合术后放射治疗；b. 立体定向放射治疗（stereotactic radiosurgery，SRS）；c. 全脑放射治疗（whole brain radiotherapy，WBRT），联合或不联合 SRS；d. 分次立体定向放射治疗（fractionated stereotactic radiotherapy，FSRT）；e. SRS，联合或不联合 WBRT。治疗后，推荐每 2～4 个月进行 1 次脑部 MRI 检查以监测脑转移情况。②预后良好且转移灶数目有限（2～4 个）的患者，治疗选择包括：a. 有症状且较大病灶的手术治疗联合术后放疗，对其他较小的病灶则行 SRS；b. WBRT，联合或不联合 SRS；c. SRS，联合或不联合 WBRT。具体治疗方案的选择取决于转移灶可否切除和有无症状。③存在弥漫性病灶或广泛转移但预后相对较好的患者，以及有症状的软脑膜转移患者，可采用 WBRT。④预后较差的患者，指南建议采用 WBRT、最佳支持治疗和/或姑息治疗。

10　支持和姑息治疗

　　专业的支持和姑息治疗，特别是控制症状的治疗，在进展期乳腺癌的治疗中发挥至关重要的作用。该领域主要关注的是有效的镇痛治疗，包括使用足量的吗啡。疼痛治疗药物，如吗啡及其具有较高性价比的衍生物，对肿瘤相关症状的控制十分重要。

参　考　文　献

［1］中国女医师协会临床肿瘤学专业委员会，中国抗癌协会乳腺癌专业委员会. 中国进展期乳腺癌共识指南（CABC 2015）［J］. 癌症进展，2015，(3)：223-245.

［2］郑荣寿，孙可欣，张思维，等. 2015 年中国恶性肿瘤流行情况分析［J］. 中华肿瘤杂志，2019，41（1）：19-28.

［3］Khodari W，Sedrati A，Naisse I，et al. Impact of loco-regional treatment on metastatic breast cancer outcome：a review［J］. Crit Rev Oncol Hematol，2013，87（1）：69-79.

［4］Kennecke H，Yerushalmi R，Woods R，et al. Metastatic behavior of breast cancer subtypes ［J］. J Clin Oncol，2010，28（20）：3271-3277.

［5］Berman AT，Thukral AD，Hwang WT，et al. Incidence and patterns of distant metastases for patients with early-stage breast cancer after breast conservation treatment ［J］. Clin Breast Cancer，2013，13（2）：88-94.

［6］Cardoso F，Spence D，Mertz S，et al. Global analysis of advanced/metastatic breast cancer：decade report（2005~2015）［J］. Breast，2018，39：131-138.

［7］Kobayashi K，Ito Y，Matsuura M，et al. Impact of immunohistological subtypes on the long-term prognosis of patients with metastatic breast cancer ［J］. Surg Today，2016，46（7）：821-826.

［8］Sundquist M，Brudin L，Tejler G. Improved survival in metastatic breast cancer 1985~2016 ［J］. Breast，2017，31：46-50.

［9］李惠平，Hope. S. Rugo，张瑾，等. 首届中国进展期乳腺癌共识指南（草案）［J］. 癌症进展，2013，11（6）：499-505.

［10］Cardoso F，Costa A，Norton L，et al. ESO-ESMO 2nd international consensus guidelines for advanced breast cancer（ABC2）［J］. Breast，2014，23（5）：489-502.

［11］Cardoso F，Senkus E，Costa A，et al. 4th ESO-ESMO international consensus guidelines for advanced breast cancer （ABC 4）［J］. Ann Oncol, 2018, 29（8）: 1634-1657.

［12］Gradishar WJ, Anderson BO, Abraham J, et al. Breast cancer, version 3. 2020, NCCN clinical practice guidelines in oncology［J］. J Natl Compr Canc Netw, 2020, 18（4）: 452-478.

［13］中国抗癌协会乳腺癌专业委员会. 中国抗癌协会乳腺癌诊治指南与规范（2019 年版）［J］. 中国癌症杂志, 2019, 29（8）: 609-680.

［14］Chirgwin J, Craike M, Gray C, et al. Does multidisciplinary care enhance the management of advanced breast cancer?: evaluation of advanced breast cancer multidisciplinary team meetings［J］. J Oncol Pract, 2010, 6（6）: 294-300.

［15］Ueno NT, Ito TD, Grigsby RK, et al. ABC conceptual model of effective multidisciplinary cancer care［J］. Nat Rev Clin Oncol, 2010, 7（9）: 544-547.

［16］Blumenthal GM, Scher NS, Cortazar P, et al. First FDA approval of dual anti-HER2 regimen: pertuzumab in combination with trastuzumab and docetaxel for HER2-positive metastatic breast cancer［J］. Clin Cancer Res, 2013, 19（18）: 4911-4916.

［17］Baselga J, Campone M, Piccart M, et al. Everolimus in postmenopausal hormone-receptor-positive advanced breast cancer［J］. N Engl J Med, 2012, 366（6）: 520-529.

［18］Finn RS, Crown JP, Lang I, et al. The cyclin-dependent kinase 4/6 inhibitor palbociclib in combination with letrozole versus letrozole alone as first-line treatment of oestrogen receptor-positive, HER2-negative, advanced breast cancer（PALOMA-1/TRIO-18）: a randomised phase 2 study［J］. Lancet Oncol, 2015, 16（1）: 25-35.

［19］Rugo HS, André F, Yamashita T, et al. Time course and management of key adverse events during the randomized phase 3 SOLAR-1 study of PI3K inhibitor alpelisib plus fulvestrant in patients with HR-Positive advanced breast cancer［J］. Ann Oncol, 2020.

［20］Verma S, Miles D, Gianni L, et al. Trastuzumab emtansine for HER2-positive advanced breast cancer［J］. N Engl J Med, 2012, 367（19）: 1783-1791.

［21］Del Conte G, Sessa C, von Moos R, et al. Phase I study of olaparib in combination with liposomal doxorubicin in patients with advanced solid tumours［J］. Br J Cancer, 2014, 111（4）: 651-659.

［22］Kaufman B, Shapira-Frommer R, Schmutzler RK, et al. Olaparib monotherapy in patients with advanced cancer and a germline BRCA1/2 mutation［J］. J Clin Oncol, 2015, 33（3）: 244-250.

［23］Beniey M, Haque T, Hassan S. Translating the role of PARP inhibitors in triple-negative breast cancer［J］. Oncoscience, 2019, 6（1-2）: 287-288.

［24］Zhang Q, Wang T, Geng C, et al. Exploratory clinical study of chidamide, an oral subtype-selective histone deacetylase inhibitor, in combination with exemestane in hormone receptor-positive advanced breast cancer [J]. Chin J Cancer Res, 2018, 30 (6): 605-612.

[25] Peng J, Zhao Q, Zheng W, et al. Peptide-functionalized nanomaterials for the efficient isolation of HER2-positive circulating tumor cells [J]. ACS Appl Mater Interfaces, 2017, 9 (22): 18423-18428.

[26] Wong H, Leung R, Kwong A, et al. Integrating molecular mechanisms and clinical evidence in the management of trastuzumab resistant or refractory HER-2[+] metastatic breast cancer [J]. Oncologist, 2011, 16 (11): 1535-1546.

[27] Li H, Shao B, Yan Y, et al. Efficacy and safety of trastuzumab combined with chemotherapy for first-line treatment and beyond progression of HER2-overexpressing advanced breast cancer [J]. Chin J Cancer Res, 2016, 28 (3): 330-338.

[28] Arslan C, Sari E, Aksoy S, et al. Variation in hormone receptor and HER-2 status between primary and metastatic breast cancer: review of the literature [J]. Expert Opin Ther Targets, 2011, 15 (1): 21-30.

[29] Pusztai L, Viale G, Kelly CM, et al. Estrogen and HER-2 receptor discordance between primary breast cancer and metastasis [J]. Oncologist, 2010, 15 (11): 1164-1168.

[30] Rosen EL, Eubank WB, Mankoff DA. FDG PET, PET/CT, and breast cancer imaging [J]. Radiographics, 2007, 27 Suppl 1: S215-S229.

[31] Eubank WB, Mankoff D, Bhattacharya M, et al. Impact of FDG PET on defining the extent of disease and on the treatment of patients with recurrent or metastatic breast cancer [J]. AJR Am J Roentgenol, 2004, 183 (2): 479-486.

[32] Carlson RW, Allred DC, Anderson BO, et al. Metastatic breast cancer, version 1. 2012: featured updates to the NCCN guidelines [J]. J Natl Compr Canc Netw, 2012, 10 (7): 821-829.

[33] Jiang ZF, Cristofanilli M, Shao ZM, et al. Circulating tumor cells predict progression-free and overall survival in Chinese patients with metastatic breast cancer, HER2-positive or triple-negative (CBCSG004): a multicenter, double-blind, prospective trial [J]. Ann Oncol, 2013, 24 (11): 2766-2772.

[34] Liao H, Li HP. Advances in the detection technologies and clinical applications of circulating tumor DNA in metastatic breast cancer [J]. Cancer Manag Res, 2020, 12: 3547-3560.

[35] Wang N, Li K, Huang W, et al. Efficacy of platinum in advanced triple-negative breast cancer with germline BRCA mutation determined by next generation sequencing [J]. Chin J Cancer Res, 2020, 32 (2): 149-162.

[36] Angus L, Beije N, Jager A, et al. ESR1 mutations: Moving towards guiding treatment de-

cision-making in metastatic breast cancer patients［J］. Cancer Treat Rev, 2017, 52：33-40.

［37］Barbareschi M, Cuorvo LV, Girlando S, et al. PI3KCA mutations and/or PTEN loss in Her2-positive breast carcinomas treated with trastuzumab are not related to resistance to anti-Her2 therapy［J］. Virchows Arch, 2012, 461（2）：129-139.

［38］Li HP, Xu YP, Zhao FY, et al. Plasma PIK3CA ctDNA specific mutation detected by next generation sequencing is associated with clinical outcome in advanced breast cancer ［J］. Am J Cancer Res, 2018, 8（9）：1873-1886.

［39］Jiang YZ, Ma D, Suo C, et al. Genomic and transcriptomic landscape of triple-negative breast cancers：subtypes and treatment strategies［J］. Cancer Cell, 2019, 35（3）：428-440. e5.

［40］Gradishar WJ, Anderson BO, Blair SL, et al. Breast cancer version 3. 2014［J］. J Natl Compr Canc Netw, 2014, 12（4）：542-90.

［41］李惠平，马力文，张淑兰，等. 绝经前乳腺癌化疗致闭经的观察及临床意义［J］. 中华肿瘤杂志, 2006, 28（11）：848-851.

［42］Dominici L, Najita J, Hughes M, et al. Surgery of the primary tumor does not improve survival in stage Ⅳ breast cancer［J］. Breast Cancer Res Treat, 2011, 129（2）：459-465.

［43］Ly BH, Vlastos G, Rapiti E, et al. Local-regional radiotherapy and surgery is associated with a significant survival advantage in metastatic breast cancer patients［J］. Tumori, 2010, 96（6）：947-954.

［44］Neuman HB, Morrogh M, Gonen M, et al. Stage Ⅳ breast cancer in the era of targeted therapy：does surgery of the primary tumor matter?［J］. Cancer, 2010, 116（5）：1226-1233.

［45］Rashaan ZM, Bastiaannet E, Portielje JE, et al. Surgery in metastatic breast cancer：patients with a favorable profile seem to have the most benefit from surgery［J］. Eur J Surg Oncol, 2012, 38（1）：52-56.

［46］宋三泰. 晚期乳腺癌如何选择内外科治疗［J］. 医学与哲学, 2014, 16（10-11）：15.

［47］Wilcken N, Hornbuckle J, Ghersi D. Chemotherapy alone versus endocrine therapy alone for metastatic breast cancer［J］. Cochrane Database Syst Rev, 2003（2）：CD002747.

［48］Higgins MJ, Wolff AC. Therapeutic options in the management of metastatic breast cancer ［J］. Oncology（Williston Park）, 2008, 22（6）：614-623；discussion 623, 627-629.

［49］桂欣钰，李惠平. CDK4/6 抑制剂在激素受体阳性进展期乳腺癌治疗中的研究进展 ［J］. 中国肿瘤临床, 2020, 47（6）：314-317.

［50］ Nabholtz JM，Buzdar A，Pollak M，et al. Anastrozole is superior to tamoxifen as first-line therapy for advanced breast cancer in postmenopausal women：results of a North American multicenter randomized trial. Arimidex Study Group ［J］. J Clin Oncol，2000，18（22）：3758-3767.

［51］ 李惠平，季加孚，侯宽永，等. 芳香化酶抑制剂治疗晚期乳腺癌的临床研究［J］. 北京大学学报（医学版），2007，39（2）：193-196.

［52］ Paridaens RJ，Dirix LY，Beex LV，et al. Phase Ⅲ study comparing exemestane with tamoxifen as first-line hormonal treatment of metastatic breast cancer in postmenopausal women：the European Organisation for Research and Treatment of Cancer Breast Cancer Co-operative Group ［J］. J Clin Oncol，2008，26（30）：4883-4890.

［53］ Martin LA，Pancholi S，Farmer I，et al. Effectiveness and molecular interactions of the clinically active mTORC1 inhibitor everolimus in combination with tamoxifen or letrozole in vitro and in vivo ［J］. Breast Cancer Res，2012，14（5）：R132.

［54］ Yardley DA，Noguchi S，Pritchard KI，et al. Everolimus plus exemestane in postmenopausal patients with HR（+）breast cancer：BOLERO-2 final progression-free survival analysis ［J］. Adv Ther，2013，30（10）：870-884.

［55］ Massarweh S，Romond E，Black EP，et al. A phase Ⅱ study of combined fulvestrant and everolimus in patients with metastatic estrogen receptor（ER）-positive breast cancer after aromatase inhibitor（AI）failure ［J］. Breast Cancer Res Treat，2014，143（2）：325-332.

［56］ 刘芊，王涛，江泽飞，等. 药物性卵巢去势联合阿那曲唑治疗绝经前转移性乳腺癌患者的临床研究［J］. 肿瘤研究与临床，2012，24（6）：392-394.

［57］ Kaufman B，Mackey JR，Clemens MR，et al. Trastuzumab plus anastrozole versus anastrozole alone for the treatment of postmenopausal women with human epidermal growth factor receptor 2-positive，hormone receptor-positive metastatic breast cancer：results from the randomized phase Ⅲ TAnDEM study ［J］. J Clin Oncol，2009，27（33）：5529-5537.

［58］ Johnston S，Pippen J Jr，Pivot X，et al. Lapatinib combined with letrozole versus letrozole and placebo as first-line therapy for postmenopausal hormone receptor-positive metastatic breast cancer ［J］. J Clin Oncol，2009，27（33）：5538-5546.

［59］ Gianni L，Bisagni G，Colleoni M，et al. Neoadjuvant treatment with trastuzumab and pertuzumab plus palbociclib and fulvestrant in HER2-positive，ER-positive breast cancer（NA-PHER2）：an exploratory，open-label，phase 2 study ［J］. Lancet Oncol，2018，19（2）：249-256.

［60］ Slamon DJ，Leyland-Jones B，Shak S，et al. Use of chemotherapy plus a monoclonal antibody against HER2 for metastatic breast cancer that overexpresses HER2 ［J］. N Engl J

Med, 2001, 344 (11): 783-792.

[61] Olson EM, Najita JS, Sohl J, et al. Clinical outcomes and treatment practice patterns of patients with HER2-positive metastatic breast cancer in the post-trastuzumab era [J]. Breast, 2013, 22 (4): 525-531.

[62] Byrski T, Huzarski T, Dent R, et al. Response to neoadjuvant therapy with cisplatin in BRCA1-positive breast cancer patients [J]. Breast Cancer Res Treat, 2009, 115 (2): 359-363.

[63] 袁芃, 徐兵河, 王佳玉, 等. 多西他赛联合卡铂方案与表柔比星联合环磷酰胺序贯多西他赛方案辅助治疗三阴性乳腺癌Ⅲ期临床研究的安全性 [J]. 中华肿瘤杂志, 2012, 34 (6): 465-468.

[64] Li H, Liu R, Shao B, et al. Phase I dose-escalation and expansion study of PARP inhibitor, fluzoparib (SHR3162), in patients with advanced solid tumors [J]. Chin J Cancer Res, 2020, 32 (3): 370-382. doi: 10. 21147/j. issn. 1000-9604. 2020. 03. 08

[65] Olaparib for metastatic breast cancer in patients with a germline BRCA mutation [J]. N Engl J Med, 2017, 377 (17): 1700.

[66] Brockwell NK, Owen KL, Zanker D, et al. Neoadjuvant interferons: critical for effective PD-1-based immunotherapy in TNBC [J]. Cancer Immunol Res, 2017, 5 (10): 871-884.

[67] Mittendorf EA, Philips AV, Meric-Bernstam F, et al. PD-L1 expression in triple-negative breast cancer [J]. Cancer Immunol Res, 2014, 2 (4): 361-370.

[68] Huang W, Ran R, Shao B, et al. Prognostic and clinicopathological value of PD-L1 expression in primary breast cancer: a meta-analysis [J]. Breast Cancer Res Treat, 2019, 178 (1): 17-33.

[69] Schmid P, Adams S, Rugo HS, et al. Atezolizumab and nab-paclitaxel in advanced triple-negative breast cancer [J]. N Engl J Med, 2018, 379 (22): 2108-2121.

[70] Lu J. Palbociclib: a first-in-class CDK4/CDK6 inhibitor for the treatment of hormone-receptor positive advanced breast cancer [J]. J Hematol Oncol, 2015, 8: 98.

[71] Leone K, Poggiana C, Zamarchi R. The interplay between circulating tumor cells and the immune system: from immune escape to cancer immunotherapy [J]. Diagnostics (Basel), 2018, 8 (3): 59.

[72] Im SA, Mukai H, Park IH, et al. Palbociclib plus letrozole as first-line therapy in postmenopausal Asian women with metastatic breast cancer: results from the phase Ⅲ, randomized PALOMA-2 study [J]. J Glob Oncol, 2019, 5: 1-19.

[73] Hortobagyi GN, Stemmer SM, Burris HA, et al. Updated results from MONALEESA-2, a phase Ⅲ trial of first-line ribociclib plus letrozole versus placebo plus letrozole in hormone

receptor-positive, HER2-negative advanced breast cancer [J]. Ann Oncol, 2019, 30 (11): 1842.

[74] Johnston S, Martin M, Di Leo A, et al. MONARCH 3 final PFS: a randomized study of abemaciclib as initial therapy for advanced breast cancer [J]. NPJ Breast Cancer, 2019, 5: 5.

[75] Loibl S, Turner NC, Ro J, et al. Palbociclib combined with fulvestrant in premenopausal women with advanced breast cancer and prior progression on endocrine therapy: PALOMA-3 results [J]. Oncologist, 2017, 22 (9): 1028-1038.

[76] Turner NC, Slamon DJ, Ro J, et al. Overall survival with palbociclib and fulvestrant in advanced breast cancer [J]. N Engl J Med, 2018, 379 (20): 1926-1936.

[77] Slamon DJ, Neven P, Chia S, et al. Phase Ⅲ randomized study of ribociclib and fulvestrant in hormone receptor-positive, human epidermal growth factor receptor 2-negative advanced breast cancer: MONALEESA-3 [J]. J Clin Oncol, 2018, 36 (24): 2465-2472.

[78] Slamon DJ, Neven P, Chia S, et al. Overall survival with ribociclib plus fulvestrant in advanced breast cancer [J]. N Engl J Med, 2020, 382 (6): 514-524.

[79] Tripathy D, Im SA, Colleoni M, et al. Ribociclib plus endocrine therapy for premenopausal women with hormone-receptor-positive, advanced breast cancer (MONALEESA-7): a randomised phase 3 trial [J]. Lancet Oncol, 2018, 19 (7): 904-915.

[80] Im SA, Lu YS, Bardia A, et al. Overall survival with ribociclib plus endocrine therapy in breast cancer [J]. N Engl J Med, 2019, 381 (4): 307-316.

[81] Sledge Jr GW, Toi M, Neven P, et al. MONARCH 2: abemaciclib in combination with fulvestrant in women with HR+/HER2-advanced breast cancer who had progressed while receiving endocrine therapy [J]. J Clin Oncol, 2017, 35 (25): 2875-2884.

[82] MONARCH-2: Overall survival analysis of abemaciclib + fulvestrant in HR +/HER2-metastasis breast cancer. ESMO 2019; LBA6.

[83] Di Leo A, Jerusalem G, Petruzelka L, et al. Results of the CONFIRM phase Ⅲ trial comparing fulvestrant 250mg with fulvestrant 500mg in postmenopausal women with estrogen receptor-positive advanced breast cancer [J]. J Clin Oncol, 2010, 28 (30): 4594-600.

[84] Robertson JF, Lindemann JP, Llombart-Cussac A, et al. Fulvestrant 500mg versus anastrozole 1mg for the first-line treatment of advanced breast cancer: follow-up analysis from the randomized 'FIRST' study [J]. Breast Cancer Res Treat, 2012, 136 (2): 503-511.

[85] Di Leo A, Jerusalem G, Petruzelka L, et al. Final overall survival: fulvestrant 500mg vs 250mg in the randomized CONFIRM trial [J]. J Natl Cancer Inst, 2014, 106 (1): djt337.

[86] André F, Ciruelos E, Rubovszky G, et al. Alpelisib for PIK3CA-mutated, hormone re-

ceptor-positive advanced breast cancer［J］. N Engl J Med, 2019, 380（20）：1929-1940.

［87］ Marty M, Cognetti F, Maraninchi D, et al. Randomized phase Ⅱ trial of the efficacy and safety of trastuzumab combined with docetaxel in patients with human epidermal growth factor receptor 2-positive metastatic breast cancer administered as first-line treatment：the M77001 study group［J］. J Clin Oncol, 2005, 23（19）：4265-4274.

［88］ 江泽飞, 邵志敏, 徐兵河. 人表皮生长因子受体 2 阳性乳腺癌临床诊疗专家共识 2016［J］. 中华医学杂志, 2016, 96（14）：1091-1096.

［89］ von Minckwitz G, du Bois A, Schmidt M, et al. Trastuzumab beyond progression in human epidermal growth factor receptor 2-positive advanced breast cancer：a German breast group 26/breast international group 03－05 study［J］. J Clin Oncol, 2009, 27（12）：1999-2006.

［90］ Extra JM, Antoine EC, Vincent-Salomon A, et al. Efficacy of trastuzumab in routine clinical practice and after progression for metastatic breast cancer patients：the observational Hermine study［J］. Oncologist, 2010, 15（8）：799-809.

［91］ Jackisch C, Welslau M, Schoenegg W, et al. Impact of trastuzumab treatment beyond disease progression for advanced/metastatic breast cancer on survival-results from a prospective, observational study in Germany［J］. Breast, 2014, 23（5）：603-608.

［92］ Cortes J, Fumoleau P, Bianchi GV, et al. Pertuzumab monotherapy after trastuzumab-based treatment and subsequent reintroduction of trastuzumab：activity and tolerability in patients with advanced human epidermal growth factor receptor 2-positive breast cancer［J］. J Clin Oncol, 2012, 30（14）：1594-1600.

［93］ Swain SM, Kim SB, Cortes J, et al. Pertuzumab, trastuzumab, and docetaxel for HER2-positive metastatic breast cancer（CLEOPATRA study）：overall survival results from a randomised, double-blind, placebo-controlled, phase 3 study［J］. Lancet Oncol, 2013, 14（6）：461-471.

［94］ Kostov DV, Kobakov GL, Yankov DV. Prognostic factors related to surgical outcome of liver metastases of breast cancer［J］. J Breast Cancer, 2013, 16（2）：184-192.

［95］ Miles DW, Chan A, Dirix LY, et al. Phase Ⅲ study of bevacizumab plus docetaxel compared with placebo plus docetaxel for the first-line treatment of human epidermal growth factor receptor 2-negative metastatic breast cancer［J］. J Clin Oncol, 2010, 28（20）：3239-3247.

［96］ Miller K, Wang M, Gralow J, et al. Paclitaxel plus bevacizumab versus paclitaxel alone for metastatic breast cancer［J］. N Engl J Med, 2007, 357（26）：2666-2676.

［97］ Robert NJ, Diéras V, Glaspy J, et al. RIBBON-1：randomized, double-blind, placebo-controlled, phase Ⅲ trial of chemotherapy with or without bevacizumab for first-line treatment of human epidermal growth factor receptor 2-negative, locally recurrent or metastatic breast cancer [J]. J Clin Oncol, 2011, 29 (10): 1252-1260.

[98] Valachis A, Polyzos NP, Patsopoulos NA, et al. Bevacizumab in metastatic breast cancer: a meta-analysis of randomized controlled trials [J]. Breast Cancer Res Treat, 2010, 122 (1): 1-7.

[99] Liang X, Li H, Coussy F, et al. An update on biomarkers of potential benefit with bevacizumab for breast cancer treatment: do we make progress? [J]. Chin J Cancer Res, 2019, 31 (4): 586-600.

[100] Song GH, Li HP, DI LJ, et al. Efficacy and safety of oral pyrotinib in HER2 positive metastatic breast cancer: real-world practice [J]. Beijing Da Xue Xue Bao Yi Xue Ban, 2020, 52 (2): 254-260.

[101] Ma F, Ouyang Q, Li W, et al. Pyrotinib or lapatinib combined with capecitabine in HER2-positive metastatic breast cancer with prior taxanes, anthracyclines, and/or trastuzumab: a randomized, phase Ⅱ study [J]. J Clin Oncol, 2019, 37 (29): 2610-2619.

[102] Geyer CE, Forster J, Lindquist D, et al. Lapatinib plus capecitabine for HER2-positive advanced breast cancer [J]. N Engl J Med, 2006, 355 (26): 2733-2743.

[103] Blackwell KL, Burstein HJ, Storniolo AM, et al. Randomized study of Lapatinib alone or in combination with trastuzumab in women with ErbB2-positive, trastuzumab-refractory metastatic breast cancer [J]. J Clin Oncol, 2010, 28 (7): 1124-1130.

[104] Blackwell KL, Burstein HJ, Storniolo AM, et al. Overall survival benefit with lapatinib in combination with trastuzumab for patients with human epidermal growth factor receptor 2-positive metastatic breast cancer: final results from the EGF104900 study [J]. J Clin Oncol, 2012, 30 (21): 2585-2592.

[105] Bian L, Wang T, Zhang S, et al. Trastuzumab plus capecitabine vs. lapatinib plus capecitabine in patients with trastuzumab resistance and taxane-pretreated metastatic breast cancer [J]. Tumour Biol, 2013, 34 (5): 3153-3158.

[106] Bianchini G, Kiermaier A, Bianchi GV, et al. Biomarker analysis of the NeoSphere study: pertuzumab, trastuzumab, and docetaxel versus trastuzumab plus docetaxel, pertuzumab plus trastuzumab, or pertuzumab plus docetaxel for the neoadjuvant treatment of HER2-positive breast cancer [J]. Breast Cancer Res, 2017, 19 (1): 16.

[107] Blackwell KL, Miles D, Gianni L. Primary results from EMILIA, a phase Ⅲ study of trastuzumab emtansine (T-DM1) versus capecitabine (X) and lapatinib (L) in HER2-positive locally advanced or metastatic breast cancer (MBC) previously treated with trastuzumab (T) and a taxane [J]. J Clin Oncol, 2012, 30 (Suppl 27): 98.

［108］Jiang Z, Li W, Hu X, et al. Tucidinostat plus exemestane for postmenopausal patients with advanced, hormone receptor-positive breast cancer（ACE）: a randomised, double-blind, placebo-controlled, phase 3 trial［J］. Lancet Oncol, 2019, 20（6）: 806-815.

［109］陈灿铭, 沈坤炜, 柳光宇, 等. 长春瑞滨和表阿霉素联合新辅助化疗方案治疗局部晚期乳腺癌的临床研究［J］. 中华外科杂志, 2006, 44（11）: 745-747.

［110］Martin M, Ruiz A, Munoz M, et al. Gemcitabine plus vinorelbine versus vinorelbine monotherapy in patients with metastatic breast cancer previously treated with anthracyclines and taxanes: final results of the phase Ⅲ Spanish Breast Cancer Research Group（GEI-CAM）trial［J］. Lancet Oncol, 2007, 8（3）: 219-225.

［111］Bajetta E, Procopio G, Celio L, et al. Safety and efficacy of two different doses of capecitabine in the treatment of advanced breast cancer in older women［J］. J Clin Oncol, 2005, 23（10）: 2155-2161.

［112］洪熠, 陈心华, 李娜妮, 等. 白蛋白结合型紫杉醇治疗转移性乳腺癌的临床疗效与安全性观察［J］. 中国肿瘤临床, 2012, 39（6）: 352-354.

［113］梁旭, 李惠平, 邸立军, 等. 白蛋白结合型紫杉醇治疗晚期难治性乳腺癌的疗效及安全性分析［J］. 中国癌症杂志, 2014（11）: 836-845.

［114］Gennari A, Stockler M, Puntoni M, et al. Duration of chemotherapy for metastatic breast cancer: a systematic review and meta-analysis of randomized clinical trials［J］. J Clin Oncol, 2011, 29（16）: 2144-2149.

［115］Liang X, Di L, Song G, et al. Capecitabine maintenance therapy for XT chemotherapy-sensitive patients with metastatic triple-negative breast cancer［J］. Chin J Cancer Res, 2014, 26（5）: 550-557.

［116］Liang X, Yan Y, Wang L, et al. First-line chemotherapy with docetaxel plus capecitabine followed by capecitabine or hormone maintenance therapy for the treatment of metastatic breast cancer patients［J］. Oncol Lett, 2015, 9（2）: 987-993.

［117］Sledge GW, Neuberg D, Bernardo P, et al. Phase Ⅲ trial of doxorubicin, paclitaxel, and the combination of doxorubicin and paclitaxel as front-line chemotherapy for metastatic breast cancer: an intergroup trial（E1193）［J］. J Clin Oncol, 2003, 21（4）: 588-592.

［118］Dear RF, McGeechan K, Jenkins MC, et al. Combination versus sequential single agent chemotherapy for metastatic breast cancer［J］. Cochrane Database Syst Rev, 2013（12）: CD008792.

［119］Ramakrishna N, Temin S, Chandarlapaty S, et al. Recommendations on disease management for patients with advanced human epidermal growth factor receptor 2-positive breast cancer and brain metastases: American Society of Clinical Oncology clinical practice guideline［J］. J Clin Oncol, 2014, 32（19）: 2100-2108.

附　录

附录 1　证据等级

推荐等级/描述	获准/风险（及负担）比	方法学的质量及证据	含义
1A／强烈推荐，高级证据	获益明显大于风险及负担，反之亦然	无重要限制的随机对照临床试验，或来自观察性研究的非常明确的证据	强烈推荐，在多数情况下适用于多数患者
1B／强烈推荐，中级证据	获益明显大于风险及负担，反之亦然	存在重要局限的随机对照临床试验（结果不一致，方法学有缺陷，非直接或不准确），或来自观察性研究的非常强的证据	强烈推荐，在多数情况下适用于多数患者
1C／强烈推荐，低级证据	获益明显大于风险及负担，反之亦然	观察性研究或病例报告	强烈推荐，但当获得更高级别证据时可能改变
2A／较弱推荐，高级证据	获益与风险及负担比基本平衡	无重要限制的随机对照临床试验，或来自观察性研究的非常明确的证据	较弱推荐，应综合考虑环境、患者及社会价值等多方面因素
2B／较弱推荐，中级证据	获益与风险及负担比基本平衡	存在重要局限的随机对照临床试验（结果不一致，方法学有缺陷，非直接或不准确），或来自观察性研究的非常强的证据	较弱推荐，应综合考虑环境、患者及社会价值等多方面因素
2C／较弱推荐，低级证据	获益与风险及负担比基本平衡	观察性研究或病例报告	极弱推荐，其他备选方案也是合理的选择

附录 2 乳腺内科患者不良反应评价表

姓名	性别	病案号	日期
方案	周期数		

全身症状

1. 乏力（嗜睡、不适、虚弱）

□无　　□轻度乏力　　□中度乏力，影响一些日常活动的进行
□重度乏力，妨碍日常生活、活动，大部分时间卧床　　□致残

2. 出汗（盗汗）

□无　　□轻度，偶尔　　□经常，大汗淋漓

3. 失眠（请排除因疼痛或其他症状影响睡眠的情况）

□无　　□偶尔难以入睡，不影响功能
□难以入睡，影响功能，但不妨碍日常生活活动
□经常难以入睡，妨碍日常生活活动

4. 体重下降

□无　　□5%~10%，不需治疗　　□10%~20%，需营养支持
□≥20%鼻饲或胃肠外营养

胃肠道反应

1. 厌食

□无　　□食欲差，进食量与饮食习惯同前
□进食量下降，进食习惯改变，但无明显的体重下降
□明显的体重下降，营养不良，需口服或静脉营养支持

2. 接受治疗后食欲下降的时间

□无食欲下降　　□持续时间不超过3天
□持续时间不超过1周
□持续时间1~2周
□持续时间在2周以上

3. 吞咽困难

□无　　□有，但能正常进食
□干硬食物需用水送服，能进软流食　　□仅能进流食　　□不能进食

4. 黏膜炎/口腔炎

□无　　　　　　　　　　　　　　　□黏膜充血，但可正常进食
□黏膜溃疡，但能进食与吞咽较软的食物　　□影响进食，有黏膜出血

5. 胃部灼烧

□轻度　　□中度　　□重度

6. 味觉改变

□无　　　　　　　　　　　　□有，但不影响进食
□影响进食，有恶心味觉　　□有味觉丧失

7. 恶心、呕吐

□无　　□恶心、无呕吐　　□24小时内呕吐1次
□24小时内呕吐2~5次　　□24小时内呕吐6次以上，需静脉输液

□持续时间小于 3 天　　　　□持续时间小于 1 周　　　　□持续时间大于 1 周
8. 腹胀
□无　　　□有症状，但不影响排便　　　□有症状，影响进食与排便
9. 便秘
□无　　　　　　　　　　　　　□偶尔，偶尔需饮食调节、缓泻剂或通便药
□持久性，需长期用缓泻剂或通便药　□需手工疏通的顽固性便秘
10. 腹泻
□无　　　□与平日相比，大便增加次数<4 次/天
□与平日相比，大便次数增加 4~6 次/天
□与平日相比，大便次数增加≥7 次/天，失禁
□持续时间<1 天　□持续时间<3 天　□持续时间<1 天　□持续时间>1 周
□不需用止泻药物　　　□需用止泻药物
皮　肤
1. 皮肤干燥
□无　　　□症状不影响日常生活活动　　　□妨碍日常生活活动
2. 潮红
□无　　　□有
3. 毛发脱落/秃顶
□无　　　□轻度或斑片状　　　□完全
4. 色素沉着
□无　　　□轻度或局部　　　□显著或全身
5. 色素减退
□无　　　□轻度或局部　　　□显著或全身
6. 指甲改变
□无　　　□脱色起嵴（钥匙甲）孔蚀
□失去部分或全部指甲或甲床疼痛　　　□影响日常生活活动
7. 瘙痒
□无　　　□轻度或局部　　　□强烈或广泛　　　□强烈或广泛，且妨碍日常生活活动
8. 皮疹/手足综合征
□无　　　□无症状的斑疹、丘疹、红斑、无痛性、无液体渗出
□伴瘙痒或疼痛，局部脱皮，脱屑，大水疱，出血，水肿，<50%体表面的其他皮损，不影响功能
□严重的全身的，>50%体表面积的脱皮，疼痛，影响功能
其　他
1. 肌肉关节酸痛、无力、关节炎
□无　　　□轻度疼痛，不影响功能　　　□疼痛明显，影响功能与日常生活
2. 疼痛（0 代表无痛，7 以上的疼痛影响睡眠，10 代表所能想象的、无法忍受的疼痛）
□0　□1　□2　□3　□4　□5　□6　□7　□8　□9　□10
3. 神经毒性（肢端麻木、疼痛、感觉异常）
□无　　　　　　　　　　□化疗期间存在，下周期化疗前缓解
□下周期化疗不能缓解　　　□停药后仍持续存在
4. 接受治疗后是否有症状改善
□有改善　　　□同前无改变　　　□较前恶化
5. 其他＿＿＿＿＿＿＿＿＿＿＿＿＿＿＿＿＿＿＿＿＿＿＿＿＿＿＿＿＿＿＿＿＿

附录 3　生活质量评价表
（由北京肿瘤医院郭奕嫱改编）
FACT-B（第四版）

　　以下是一些与您患有同样疾病的人所认为重要的陈述。请在每行圈选或标出一个数字来表明适用于您过去 7 天情况的回答。

	生 理 状 况	一点也不	有一点	有些	相当	非常
GP1	我精神不好	0	1	2	3	4
GP2	我感到恶心	0	1	2	3	4
GP3	因为我身体不好，我满足家庭的需要有困难	0	1	2	3	4
GP4	我感到疼痛	0	1	2	3	4
GP5	治疗的副作用使我感到烦恼	0	1	2	3	4
GP6	我觉得病了	0	1	2	3	4
GP7	我因病被迫要卧床休息	0	1	2	3	4
	社会／家庭状况	一点也不	有一点	有些	相当	非常
GS1	我和朋友很亲近	0	1	2	3	4
GS2	我在感情上得到家人的支持	0	1	2	3	4
GS3	我得到朋友的支持	0	1	2	3	4
GS4	我的家人已能正视我患病这一事实	0	1	2	3	4
GS5	我满意家人间针对我所患疾病的沟通方式	0	1	2	3	4
GS6	我与自己的配偶（或给我主要支持的人）很亲近	0	1	2	3	4
Q1	不管你近期的性生活的程度，请回答下面的问题　如果你不愿回答，请在此处打勾 □，然后回答下一组问题					
GS7	我对自己的性生活感到满意0	0	1	2	3	4

请在每行圈选或标出一个数字来表明适用于您过去 7 天情况的回答。

	情 感 状 况	一点也不	有一点	有些	相当	非常
GE1	我感到悲伤	0	1	2	3	4
GE2	我满意自己处理疾病的方式	0	1	2	3	4
GE3	在与疾病的抗争中，我越来越感到失望	0	1	2	3	4
GE4	我感到紧张	0	1	2	3	4
GE5	我担心我可能会去世	0	1	2	3	4
GE6	我担心自己的病情会恶化	0	1	2	3	4

	功 能 状 况	一点也不	有一点	有些	相当	非常
GF1	我能够工作（包括在家里工作）	0	1	2	3	4
GF2	我的工作（包括在家的工作）令我有成就感	0	1	2	3	4
GF3	我能够享受生活	0	1	2	3	4
GF4	我已能面对自己的疾病	0	1	2	3	4
GF5	我睡得很好	0	1	2	3	4
GF6	我在享受我常做的娱乐活动	0	1	2	3	4
GF7	我对现在的生活质量感到满意	0	1	2	3	4

请在每行圈选或标出一个数字来表明适用于您过去 7 天情况的回答。

	附 加 关 注	一点也不	有一点	有些	相当	非常
B1	我一直感到呼吸急促	0	1	2	3	4
B2	我在意自己的衣着	0	1	2	3	4
B3	我的一只胳膊或两只胳膊发肿，或一碰就疼	0	1	2	3	4
B4	我感到自己在性方面有吸引力	0	1	2	3	4
B5	脱发使我烦恼	0	1	2	3	4
B6	我担心家里其他人有一天会得和我一样的病	0	1	2	3	4

续　表

	附　加　关　注	一点也不	有一点	有些	相当	非常
B7	我担心紧张对我的疾病造成的影响	0	1	2	3	4
B8	体重的变化使我烦恼	0	1	2	3	4
B9	我能够感到自己像个女人	0	1	2	3	4
P2	我身体的某些部位感到疼痛	0	1	2	3	4

附录 4　转移性疾病监测原则

转移患者随访时间间隔建议

	新治疗前 基线检查	化疗	内分泌治疗	疾病进展时 再分期
症状评估	是	每周期化疗前	每 2~3 月	是
体检检查	是	每周期化疗前	每 2~3 月	是
PS 评分	是	每周期化疗前	每 2~3 月	是
体重	是	每周期化疗前	每 2~3 月	是
肝功、血象	是	每周期化疗前	每 2~3 月	是
胸腹盆 CT	是	每 2~4 周期	每 2~6 月	是
骨扫描	是	每 4 周期	每 4~6 月	是
PET/CT	可选	未知	未知	可选
肿瘤标志物	可选	可选	可选	可选

附录 5　RECIST（实体瘤的疗效评价标准）版本 1.1

参考 *E. A. Eisenhauer，et al. New response evaluation criteria in solid tumours：Revised RECIST guideline（version 1.1）. European Journal of Cancer*，45（2009）：228-247.

基线病灶分类

可测量病灶

至少有一条可以精确测量的径线的病灶。

根据 CT 或 MRI 评价，病灶最长直径至少为 2 个层厚≥10mm（层厚 5~8mm）。

根据胸部 X 线评价，病灶最长直径至少 20mm。

根据测径器评价，最长直径≥10mm 的浅表性病灶。

根据 CT 评价，恶性肿瘤淋巴结短轴≥15mm。

注：恶性肿瘤淋巴结用最短轴作为直径，其他可测量病灶用最长轴。

不可测量病灶

不可测量病灶包括小病灶（包括短轴在 10~14.9mm 的淋巴结）和真正无法测量的病灶，如胸膜或心包积液、腹水、炎性乳腺疾病、软脑膜病、累及皮肤或肺的淋巴管炎，测径器不能准确测量的临床病灶，体检发现的腹部肿块，重现影像技术无法测量的。

骨病：骨病为不可测量的疾病，除软组织成分可采用 CT 或 MRI 评价外，且符合基线时可评价的定义。

既往局部治疗：既往放疗病灶（或其他局部治疗的病灶）为不可测量病灶，除非治疗完成后进展。

正常部位

囊性病灶：单纯囊肿不应视为恶性病灶，也不应记录为靶病灶或非靶病灶。认为是囊性转移的囊性病灶是可测量病灶，如果符合上述特定定义。如果还出现了非囊性病灶，那么这些病灶首选为靶病灶。

正常结节：短轴<10mm 的结节被视为正常，不应记录或安装可测量或不可测量病灶分类。

记录治疗评价

在基线时必须评价所有部位疾病。基线评价应尽量在接近试验开始前进行。对于充分的基线评价，治疗前 28 天内必须进行所有要求的扫描，所有疾病必须正确记录。如果基线评价不充分，以后的状况通常为不确定。

靶病灶

所有累及器官达最多 2 个病灶/每个器官，共 5 个病灶，所有可测量病灶应视为基线靶病灶。根据大小（最长病灶）和适合性选择靶病灶准确重复测量。记录每个病灶的最长直径，除外病理学淋巴结应记录短轴。基线时所有靶病灶直径（非结节病灶的最长径，结节病灶的最短轴）的总和是试验中进行的评价比较的基础。

- 若两个病灶融合，就测量融合的肿块。如果靶病灶分裂，则使用各部分的总和。
- 应继续记录变小的靶病灶的测量。如果靶病灶变得太小而不能测量，如认为病灶已消失则记录为 0mm；反之应记录为默认值 5mm。

注：结节性病灶缩小至<10mm（正常），仍应记录实际测量结果。

非靶病灶

所有不可测量的疾病均为非靶病灶。所有未鉴别为靶病灶的可测量病灶也纳入非病灶疾病。不需要进行测量，但是评价以无、不确定、有/未增大、增大表示。1 个器官的多发性非靶病灶在病例报告表上记录为一项（如："多发性骨盆淋巴结增大"或"多发性肝转移"）。

每次评价时的客观缓解状态

疾病部位评价必须采用与基线相同的方法，包括一致进行增强和及时地扫描。如需变化，必须与放射学医师讨论该病例以明确是否可能用替代法。如不能，以后的客观状况为不明确。

靶病灶

- 完全缓解（CR）：除结节性疾病外，所有靶病灶完全消失。所有靶结节须缩小至正常大小（短轴<10mm）。所有靶病灶均须评价。
- 部分缓解（PR）：所有可测量靶病灶的直径总和低于基线≥30%。靶结节总和使用短径，而所有其他靶病灶的总和使用最长直径。所有靶病灶均须评价。
- 疾病稳定（SD）：不符合 CR、PR 或进展。所有靶病灶均须评价。仅在总增大相对于谷值<20%的罕见病例，PR 后可稳定，但足够不再维持以前记录的缩小 30%。
- 疾病进展（PD）：可测量靶病灶的直径总和增大 20%超过观察到的最小总和（超过基线，如治疗期间未观察到总和降低），最小绝对值升高 5mm。
- 不确定。未记录进展，且
- ∗ 1 个或以上可测量的靶病灶未评价
- ∗ 或所用评价方法与基线不一致
- ∗ 或 1 个或以上靶病灶不能准确测量（如：看不清楚，除非由于太小而不能测量）
- ∗ 或 1 个或以上靶病灶被切除或辐射，且未复发或增大。

非靶病灶

- CR：所有非靶病灶消失或肿瘤标志物水平正常。所有淋巴结大小必须"正常"（短轴<10mm）。
- 非 CR/非 PD：任何非靶病灶持续存在和/或肿瘤标志物水平高于正常上限。
- PD：已有病灶明确进展。通常，总体肿瘤负荷须增大到足以停止治疗。靶病灶 SD

或 PR 时，罕见由于非靶病灶明确增大的进展。

- 不明确：未测量进展，1 个或以上非靶病灶部位未评价或评价方法与基线所用方法不一致。

新病灶

出现任何新发明确的恶性肿瘤病灶都表明 PD。如果新病灶不明确，例如由于体积较小，进一步评价会明确病因。如果重复评价明确病灶，那么应在首次评价日期记录进展。在以前未扫描区发现的病灶被认为是新病灶。

补充研究

- 如果明确 CR 取决于体积减小但未完全消失的残留病灶，建议活检或细针抽吸残留病灶进行研究。如未发现疾病，主观状况记录为 CR。

- 如果明确进展取决于可能由于坏死增大的病灶，那么病灶应活检或细针抽吸以明确状态。

主观性进展

无疾病进展的客观证据，需要终止治疗的患者，在肿瘤评价 CRFs 上不应报告为 PD。这一情况应在治疗结束 CRF 上标明为由于健康状况总体恶化停止治疗。即使在停止治疗后也应尽量记录客观进展（表 1）。

表 1　每次评价时的客观缓解状态

靶病灶	非靶病灶	新病灶	客观状态
CR	CR	无	CR
CR	非 CR/非 PD	无	PR
CR	不确定或缺失	无	PR
PR	非 CR/非 PD，不确定，或缺失	无	PR
SD	非 CR/非 PD，不确定，或缺失	无	稳定
不确定或缺失	非-PD	无	不确定
PD	任何	有或无	PD
任何	PD	有或无	PD
任何	任何	有	PD

如果方案允许仅有非靶病灶的患者入组，将使用表 2。

表 2 仅有非靶病灶的患者每次评价时的客观缓解状态

非-靶疾病	新病灶	客观状态
CR	无	CR
非 CR/非 PD	无	非 CR/非 PD
不确定	无	不确定
明确进展	有或无	PD
任何	有	PD

附录 6　进展期乳腺癌常用化疗方案

参考 2015 年美国的《NCCN 乳腺癌指南》第 1 版

同时根据日常的临床研究

（严　颖　桂欣钰　李惠平）

1. 单药化疗方案

蒽环类

表柔比星（表阿霉素）60~90mg/m^2，IV，第 1 天或分成 2 天

21 天为 1 个周期

多柔比星（阿霉素）60~75mg/m^2，IV，第 1 天或分成 2 天

21 天为 1 个周期

脂质体阿霉素 50mg/m^2，IV，第 1 天

28 天为 1 个周期

紫杉类

紫杉醇 175mg/m^2，IV，第 1 天

21 天为 1 个周期

或紫杉醇 80mg/m^2，IV，第 1 天，每周方案

多西他赛 60~100mg/m^2，IV，第 1 天

21 天为 1 个周期

或多西他赛 35mg/m^2，IV，第 1、8 天

21 天为 1 个周期

紫杉醇（白蛋白结合型）100mg/m^2~150mg/m^2，IV，第 1、8 天

21 天为 1 个周期（指南上是第 1、8、15 天，临床上通常只能用到第 1、8 天）

脂质体紫杉醇 175mg/m^2，IV，第 1 天

21 天为 1 个周期

或脂质体紫杉醇 80mg/m^2，IV，第 1 天，每周方案

其他

卡培他滨单药 1 000~1250mg/m^2 口服 BID 第 1~14 天

21 天为 1 个周期

吉西他滨 800~1 200mg/m^2，IV，第 1、8 天

21 天为 1 个周期

长春瑞滨 25~30mg/m^2，IV，第 1、8 天

21 天为 1 个周期

卡铂 AUC = 5，IV，第 1 天

21~28 天为 1 个周期

顺铂 75mg/m^2，IV，第 1 天

21 天为一个周期

2. 联合化疗方案

TX 方案

多西他赛 75mg/m^2，IV，第 1 天

卡培他滨 950mg/m^2，口服 BID，第 1~14 天

21 天为 1 个周期

TG 方案

紫杉醇 175mg/m^2，IV，第 1 天

吉西他滨 1 250mg/m^2，IV，第 1、8 天

21 天为 1 个周期

GC 方案

吉西他滨 1 000mg/m^2，IV，第 1、8 天

卡铂 AUC = 2，IV，第 1、8 天

21 天为 1 个周期

NX 方案

长春瑞滨 25~30mg/m^2，IV，第 1、8 天

卡培他滨 950mg/m^2，口服 BID，第 1~14 天

21 天为 1 个周期

EC 方案（进展期乳腺癌）

表柔比星 75mg/m^2，IV，第 1 天

环磷酰胺 600mg/m^2，IV，第 1 天

21 天为 1 个周期

AC 方案（进展期乳腺癌）

多柔比星 60mg/m^2，IV，第 1 天

环磷酰胺 600mg/m^2，IV，第 1 天

21 天为 1 个周期

紫杉醇联合贝伐珠单抗方案

紫杉醇 90mg/m^2，IV，第 1、8、15 天

贝伐单抗 10mg/kg，IV，第 1、15 天（临床上也有用 7.5mg/kg）

28 天为 1 个周期

3. Her-2 阳性患者的曲妥珠单抗治疗

曲妥珠单抗（赫赛汀、汉曲优）

曲妥珠单抗首次剂量 4mg/kg，之后为 2mg/kg，每周 1 次

或曲妥珠单抗首次剂量 8mg/kg，之后 6mg/kg，每 3 周 1 次

紫杉醇/卡铂+曲妥珠单抗

卡铂 AUC=5，IV，第 1 天

紫杉醇 175mg/m^2，IV，第 1 天

21 天为 1 个周期

曲妥珠单抗 2mg/kg（首剂 4mg/kg），每周 1 次

或曲妥珠单抗 6mg/kg（首剂 8mg/kg），每 3 周 1 次

紫杉醇/卡铂（每周方案）+曲妥珠单抗

卡铂 AUC=2，IV，第 1、8 天

紫杉醇 90mg/m^2，IV，第 1、8 天

21 天为 1 个周期

曲妥珠单抗 2mg/kg（首剂 4mg/kg），每周 1 次

或曲妥珠单抗 6mg/kg（首剂 8mg/kg），每 3 周 1 次

紫杉醇+曲妥珠单抗

紫杉醇 175mg/m^2，IV，第 1 天

21 天为 1 个周期

紫杉醇 80~90mg/m^2，IV，第 1 天，每周方案

曲妥珠单抗 2mg/kg（首剂 4mg/kg），每周 1 次

或曲妥珠单抗 6mg/kg（首剂 8mg/kg），每 3 周 1 次

多西他赛+曲妥珠单抗

多西他赛 80~100mg/m^2，IV，第 1 天

或多西他赛 35mg/m^2，IV，第 1、8 天

21 天为 1 个周期

曲妥珠单抗 2mg/kg（首剂 4mg/kg），每周 1 次

或曲妥珠单抗 6mg/kg（首剂 8mg/kg），每 3 周 1 次

长春瑞滨+曲妥珠单抗

长春瑞滨 25~30mg/m^2，IV，第 1、8 天

21 天为 1 个周期

曲妥珠单抗 2mg/kg（首剂 4mg/kg），每周 1 次

或曲妥珠单抗 6mg/kg（首剂 8mg/kg），每 3 周 1 次

卡培他滨+曲妥珠单抗

卡培他滨 1000~1250mg/m^2，口服 BID，第 1~14 天

21 天为 1 个周期

曲妥珠单抗 2mg/kg（首剂 4mg/kg），每周 1 次

或曲妥珠单抗 6mg/kg（首剂 8mg/kg），每 3 周 1 次

吡咯替尼+卡培他滨

卡培他滨 1000mg/m^2，口服 BID，第 1~14 天

吡咯替尼 400mg，口服 QD

21 天为 1 个周期

拉帕替尼+卡培他滨

卡培他滨 1000mg/m^2，口服 BID，第 1~14 天

拉帕替尼 1250mg，口服 QD，第 1~21 天

21 天为 1 个周期

曲妥珠单抗+拉帕替尼

拉帕替尼 1000mg，口服 QD

曲妥珠单抗 2mg/kg（首剂 4mg/kg），每周 1 次

或曲妥珠单抗 6mg/kg（首剂 8mg/kg），每 3 周 1 次

伊尼妥单抗 2mg/kg（首剂 4mg/kg），每周 1 次

或伊尼妥单抗 6mg/kg（首剂 8mg/kg），每 3 周 1 次

TDM-1 3.6mg/kg，第 1 天，每 3 周 1 次

附录 7　进展期乳腺癌常用靶向治疗
药物毒副反应的防治

1. 曲妥珠单抗心脏毒性防治原则

（参考中国抗癌协会乳腺癌专业委员会《Her-2 阳性乳腺癌临床诊疗专家共识》2012 年版）

（1）曲妥珠单抗联合化疗药物尤其是蒽环类化疗药物会增加心肌损害，严重者会发生心力衰竭。所以复发转移乳腺癌患者不推荐曲妥珠单抗联合蒽环类化疗。

（2）尽管临床研究观察心脏毒性事件发生率不高且多数可以恢复，但应该注意临床研究的病例是化疗后经过心脏功能安全筛选的。所以，临床实践中要对既往史、体格检查、心电图、超声心动图 LVEF 基线评估后再开始应用曲妥珠单抗，使用期间应该每 3 个月监测心功能。若患者有无症状性心功能不全，监测频率应更高（如每 6~8 周 1 次）。

（3）当出现 LVEF 较治疗前绝对数值下降≥16%，或 LVEF 低于该检测中心正常范围并且 LVEF 较治疗前绝对数值下降≥10% 时，应暂停曲妥珠单抗治疗至少 4 周，并每 4 周检测 1 次 LVEF，4~8 周内 LVEF 回升至正常范围，或 LVEF 较治疗前绝对数值下降≤15%，可恢复使用曲妥珠单抗。

（4）但 LVEF 持续下降超过 8 周，或者 3 次以上因心脏问题而中断曲妥珠单抗治疗，应永久停止使用曲妥珠单抗。

2. 贝伐珠单抗毒副反应防治原则

［参考 Hamilton EP, Blackwell KL. Safety of bevacizumab in patients with metastatic breast cancer. Oncology. 2011, 80（5-6）：314-25.］

贝伐珠单抗治疗乳腺癌最常见的毒副反应为高血压和蛋白尿。其他毒副反应如血栓形成、伤口愈合不良、出血、胃肠道穿孔等相对少见。

（1）高血压的分级及处理

预防：排除未控制的高血压，对于有高血压病史的患者，在开始贝伐珠单抗治疗之前，应该对先前所患有的高血压给予充分的控制（<150/100mmHg）。

监测：整个治疗期间监测血压并积极控制血压，患者应经常性的测量血压，以便对患者高血压的出现与恶化情况进行监控，终止治疗时仍然存在高血压的，应定期监测血压直到血压恢复正常。

处理：见下表。

NCI-CTC 分级	临床表现及降压治疗	贝伐珠单抗剂量调整
1 级	无症状一过性的（<24 小时），血压增高>20mmHg（舒张压），或以前血压处于正常范围，但本次测量血压>150/100mmHg，无须进行干预	无须调整
2 级	反复或持续性（>24 小时）或出现症状，血压增高>20mmHg（舒张压），或以前血压处于正常范围，但本次测量血压>150/100mmHg，可以使用一种抗高血压药物进行治疗	暂停贝伐珠单抗，一旦血压控制到<150/100mmHg 后，患者可继续接受贝伐珠单抗治疗
3 级	需要一种以上抗高血压药物或比以前更高强度的治疗	对于持续性或伴有症状的症状性高血压，应暂停贝伐珠单抗治疗；若高血压无法控制，则应永久终止贝伐珠单抗治疗
4 级	危及生命（例如高血压危象）	若发生 4 级高血压，则应永久终止贝伐珠单抗治疗

（2）蛋白尿的分级及处理

预防： ①在开始贝伐珠单抗治疗之前检测 24 小时尿蛋白。②当尿蛋白水平≥2g/24 小时，需要推迟贝伐珠单抗治疗，直到尿蛋白水平恢复到<2g/24 小时，再开始治疗。

监测： ①在整个治疗期间，对所有患者密切监测其蛋白尿，高血压病史的患者发生蛋白尿的风险加大，应加强监测。②在每次贝伐珠单抗给药前 48 小时内，所有患者都应进行尿蛋白试纸检测，对于尿蛋白≥2+ 的患者行 24 小时尿蛋白测定。③患者在终止贝伐单抗疗后仍应每 3 月一次检测 24 小时尿蛋白，直到 24 小时尿蛋白<1g。

处理： 在出现蛋白尿后，对贝伐单抗所进行的剂量调整应遵照以下原则进行。①尿蛋白 1+~3+ 或 24 小时尿蛋白≤2g：按照计划继续贝伐珠单抗给药。②尿蛋白 4+ 或 24 小时尿蛋白>2g：暂停本次计划的贝伐珠单抗给药，推迟贝伐珠单抗给药直到 24 小时尿蛋白≤2g。③如出现 4 级蛋白尿（肾病综合征），则永久性停止贝伐珠单抗。

附录8　有效病例分享

病例 1

女，40 岁，绝经前。2007 年 8 月左乳癌改良根治术（32 岁），术后病理：浸润性导管癌，2cm，未见脉管癌栓，腋窝淋巴结转移 1/9。免疫组化：ER（+），PR（+），HER-2（1+），Ki-67（？），分期 $pT_1N_1M_0$。辅助化疗：CEF×6 CS；未行辅助放疗；辅助内分泌治疗：他莫昔芬×5 年。2015 年 8 月腹部超声及 MRI：肝 S2 转移（34mm×33mm）；骨扫描及 CT：多发骨转移（胸骨、腰椎、胸椎、骨盆）；肝占位穿刺：低分化腺癌，考虑乳腺来源，ER（2+50%），PR（3+70%），HER2（1+），Ki-67（+5%）。术后无病生存期（DFS）8 年。2015 年 8 月 一线治疗：亮丙瑞林 11.25mg/3 月+依西美坦 25mg/d，PR，治疗 13 个月，至 2016 年 12 月疾病尚未进展，继续治疗中。

2015-08	2015-10	2016-02	2016-06	2016-09
基线	3月	6月	10月	13月
34mm	29mm	26mm	23mm	23mm
缩小	14.7%	20.6%	32.4%	32.4%

（北京肿瘤医院　严颖提供）

病例 2

女，53 岁，绝经后。2011 年 7 月超声：左乳肿物，2.5cm，左腋窝淋巴结肿大（未见融合）；2011 年 7 月行左乳肿物穿刺，病理：浸润性导管癌 2 级，ER（-），PR（-），HER-2（-），Ki-67（？）；左腋窝针吸细胞学：可见癌细胞；分期 $cT_2N_1M_0$。2011 年 7 月新辅助化疗：TAC（多西他赛+阿霉素+环磷酰胺）×4CS，PR。2011 年 9 月行左乳癌改良根治术，术后病理：浸润性导管癌 Ⅱ 级，2.0cm，未见脉管癌栓，腋窝淋巴结转移 2/27。分期 $ypT_1N_1M_0$。术后 TAC 方案辅助化疗 2 周期（剂量同前）；未行辅助放疗。2014 年 10

月腹部 CT 示多发肝转移，DFS 3 年。2014 年 10 月肝占位穿刺：低分化腺癌，符合乳腺癌转移；ER（-），PR（-），HER-2（1+），Ki-67（+30%）。2014 年 11 月一线治疗：紫杉醇+吉西他滨×8 周期，PR，单药紫杉醇维持治疗×6 周期。

治疗前　　　　　　　　　2周期

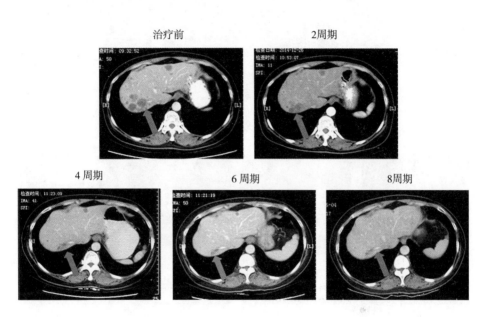

（北京肿瘤医院　严颖提供）

病例 3

女，58 岁，HER2 阳性转移性乳腺癌（MBC），术后曲妥珠单抗停药 10 月复发。一线吡咯替尼+卡培他滨（临床研究）2 周期 PR，PFS＝19 月。

基线：双肺弥漫转移，癌性淋巴管炎。

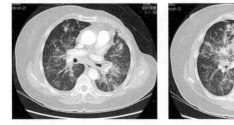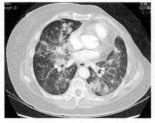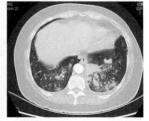

2 周期后：双肺多发模糊斑片影大部吸收好转，支气管血管束增粗基本消失。

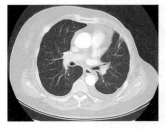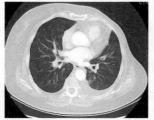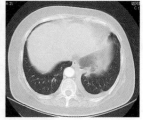

（北京肿瘤医院　张如艳提供）

病例 4

女，35 岁，HER2 阳性 MBC，乳癌术后曲妥珠单抗停药 2 年肺转移，呼吸衰竭；无法耐受静脉靶向及化疗，一线吡咯替尼＋卡培他滨 2 周期 PR，PFS＝12 月。

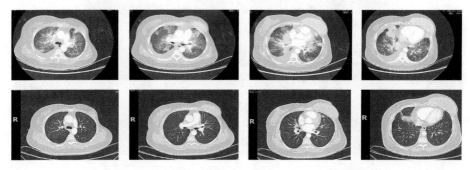

（北京肿瘤医院　张如艳提供）

病例 5

女，54 岁，三阴性 *BRCA*1 致病突变，肝转移，一线 TP（多西他赛＋顺铂）治疗，2 周期达 PR；PFS＝19 月。

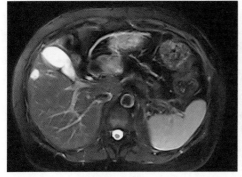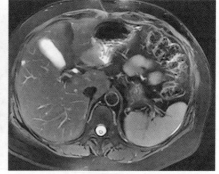

（北京肿瘤医院　张如艳提供）

病例 6

　　45 岁女性，HR+/HER2-MBC，肝、骨转移。辅助阿那曲唑+OFS 3 年，TAM 3 年至复发。哌柏西利+氟维斯群+OFS，24 月，至今维持 PR。

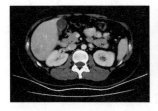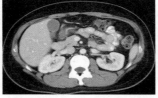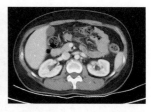

（北京肿瘤医院　张如艳提供）

病例 7

　　61 岁女性，左乳癌Ⅲc 期术后，ER-/HER2+，EC-T 辅助化疗，DFS 2 年。肺、骨、淋巴结转移，癌性淋巴管炎；一线 TP 治疗 6 周期，PR，PFS=12 月；二线 NH 34 月 PR，未进展。

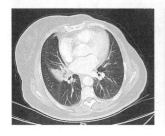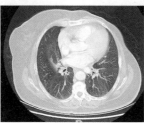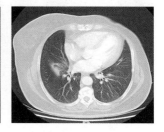

（北京肿瘤医院　张如艳提供）

病例 8

33 岁女性，左乳浸润性导管癌，ER-／HER2-，$cT_2N_0M_0$ Ⅱa 期，吡柔比星联合环磷酰胺 4 周期新辅助化疗后。左乳外上象限肿物缩小（11mm×6mm→5mm×5mm），左侧腋下多发淋巴结部分略缩小（9mm×8mm→7mm×3mm）。

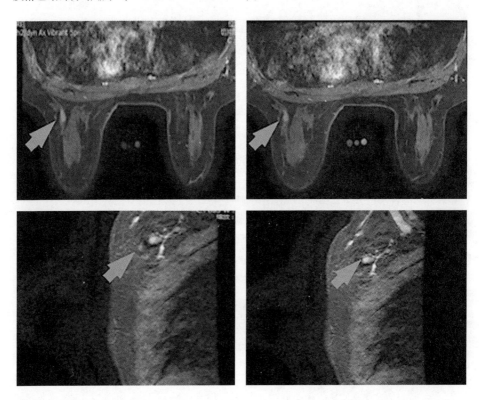

（北京肿瘤医院　桂欣钰提供）

病例 9

　　76 岁女性，右乳浸润性导管癌 $cT_4N_2M_1$ Ⅳ期，HR+/HER2-，肝、胸壁、骨、淋巴结转移。一线 6 周期多西他赛化疗后，胸骨旁肿物消失。

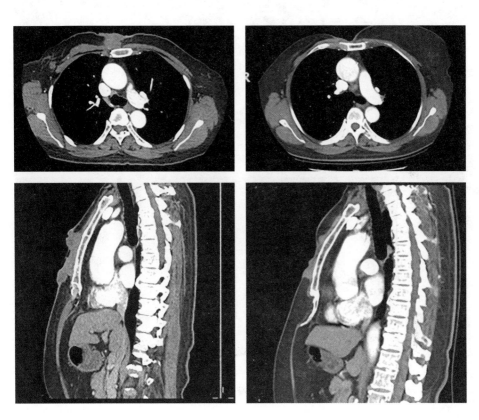

（北京肿瘤医院　桂欣钰提供）

病例 10

54 岁女性，右乳浸润性导管癌保乳术后复发 $ypT_1N_1M_0$ IIa 期→IV 期，HR+/HER2-MBC，肺、骨转移。一线哌柏西利+来曲唑，9 周期至今维持 PR。

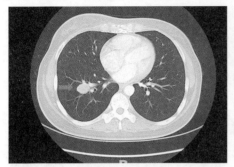

基线 23mm×19mm

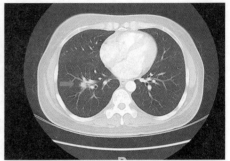

3周期PR（12mm×10mm，缩小47.8%）

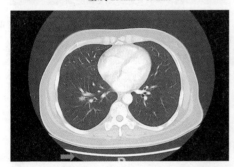

6周期维持PR（11mm×8mm，缩小52.%）

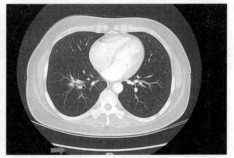

9周期维持PR（9mm×4mm，缩小60.9%）

（北京肿瘤医院　冉然提供）

病例 11

67 岁女性，左乳浸润性导管癌改良根治术后复发 $pT_2N_3M_0$ ⅢC 期→Ⅳ期，HR+/HER2-MBC，肺、胸膜、淋巴结转移。一线氟维司群+哌柏西利治疗 3 月后，右侧胸膜增厚减轻，胸水较前减少。

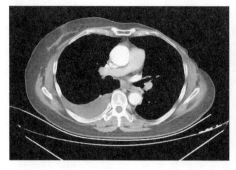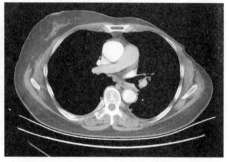

（北京肿瘤医院　冉然提供）

病例 12

59 岁女性，右乳浸润性导管癌改良根治术后复发 $pT_1cN_0M_0$／Ⅰa 期→Ⅳ期，HER-2 阳性（非 Luminal 型），肝转移。一线紫杉醇+曲妥珠单抗+帕妥珠单抗治疗后。

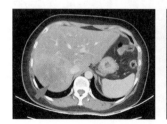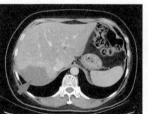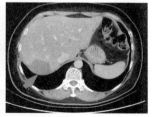

基线95mm×80mm　　3周期：71mm×42mm（缩小25.3%）6周期：53mm×34mm（缩小44.2%）

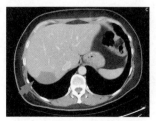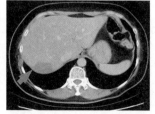

12周期：43mm×28mm（缩小54.7%）　9周期：45mm×30mm（缩小52.6%）

（北京肿瘤医院　张嘉扬提供）

病例 13

54 岁女性，右乳浸润性导管癌改良根治术后复发 $ypT_2N_1M_0$ ⅡB 期→Ⅳ期，Luminal B 型（HER-2 阳性），肝转移、多发骨转移。一线长春瑞滨联合曲妥珠单抗治疗后。

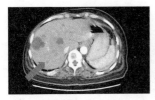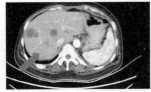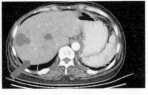

基线28mm×14mm　　　　　2周期15mm×10mm　　　　　5周期 显示不清

（北京肿瘤医院　张嘉扬提供）

病例 14

51 岁女性，左乳浸润性导管癌改良根治术后复发，Luminal B 型（Her-2 阴性），胸壁复发、右腋窝淋巴结转移、多发骨转移。3 周期吉西他滨+阿帕替尼方案治疗后评效 PR，胸骨周围软组织肿块较前明显缩小（126mm×50mm→86mm×16mm）。

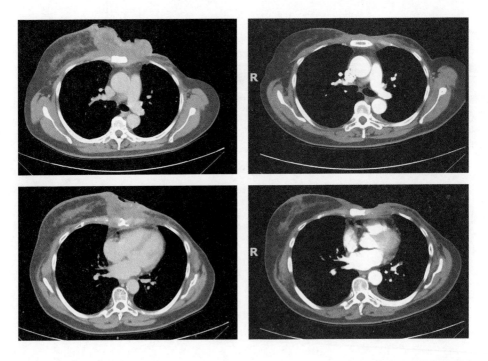

（北京肿瘤医院　张嘉扬提供）

病例 15

48 岁女性，初治Ⅳ期，三阴性乳腺癌，胸壁广泛转移，骨转移；贝伐株单抗加紫杉醇治疗后，肿物明显缩小；治疗 2 周期 乳腺及胸壁肿物缩小达 PR，局部有肿瘤组织坏死；持续贝伐株单抗治疗近 50 个月。

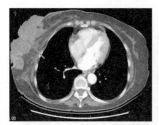
治疗前
乳腺及胸壁巨大肿物

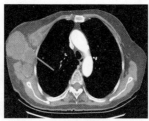
治疗1周期
乳腺及胸壁肿物缩小

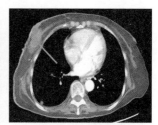
治疗2周期
乳腺及胸壁肿物缩小达PR

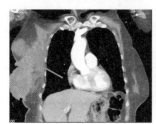
治疗前
乳腺及胸壁巨大肿物

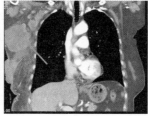
治疗1周期
乳腺及胸壁肿物缩小

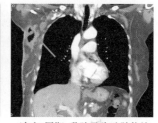
治疗2周期 乳腺及胸壁肿物缩
小达PR，局部有肿瘤组织坏死

（北京肿瘤医院　刘雅昕提供）